RECHERCHES

HISTORIQUES ET PRATIQUES

SUR LA SECTION

DE LA SYMPHYSE DU PUBIS.

RECHERCHES
HISTORIQUES ET PRATIQUES
SUR LA SECTION
DE LA SYMPHYSE DU PUBIS,

Pratiquée, pour suppléer à l'Opération Césarienne, le 2 Octobre 1777, sur la Femme Souchot.

Par M. ALPHONSE LE ROY, Docteur-Régent de la Faculté de Médecine de Paris, Professeur des Maladies des Femmes & des Accouchemens.

Τὸ δὲ λόγων οὐ καλῶν τέχνῃ τὰ τοῖς ἄλλοις εὑρημένα αἰσχύνειν προθυμέεσθαι, ἐπανορθοῦντα μὲν μηδὲν... οὐκ ἔτι δοκέει ξυνέσιος ἐπιθύμημά τε καὶ ἔργον εἶναι, ἀλλὰ καταγγελίη μᾶλλον φύσιος, ἢ ἀτεχνίης. HIPP. De Arte.

Flétrir & déshonorer le travail des autres sans le redresser, c'est moins un effet de la science qu'un aveu manifeste de son ignorance & de son mauvais naturel. *Trad.*

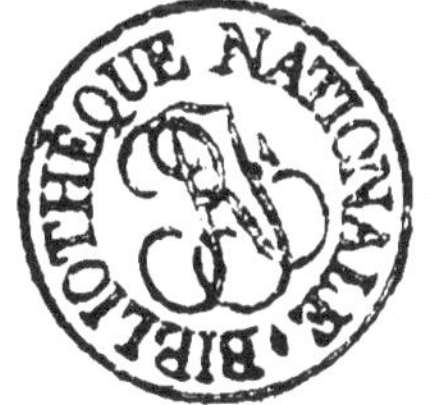

A PARIS,

Chez LE CLERC, Libraire, Quai des Augustins.

M. DCC. LXXVIII.

Avec Approbation & Privilége du Roi.

PRÉFACE.

S'IL était permis d'apprécier l'utilité d'une découverte par la ſenſation qu'elle produit dans le public & ſur-tout par le genre & l'étendue des contradictions qu'elle éprouve, il faudrait convenir que la ſection nouvelle de la ſymphyſe des os pubis, pour ſuppléer à l'opération Céſarienne, eſt une des plus importantes qui aient été faites en ce ſiècle. A peine cette ſection eût été exécutée à Paris ſur la femme Souchot que le bruit s'en répandit de toutes parts & fixa l'attention générale, ſoit en France, ſoit chez l'Etranger. Il était bien naturel de s'intéreſſer au ſuccès d'une méthode qui conſerve la mere & l'enfant dans des circonſtances où l'un ou l'autre perdait la vie, & ſouvent où tous deux périſſaient malgré les efforts de l'art. La diverſité des opinions ne tarda pas à ſe développer : certains eſprits qui ſe diſaient juges de cette découverte s'empreſsèrent de la décrier & de nommer témérité l'entreprise courageuse de deux Médecins qui réunissaient la main au conseil, en se livrant & à la pratique & à la théorie des accouchemens: on tenta de les ridiculiser sur ce choix. Après ces premières hostilités on les accusa de témérité. On nia la possibilité d'obtenir par cette opération l'écartement nécessaire, & pour joindre la démonstration aux assertions, des bras vigoureux firent, dans un amphithéâtre, en présence d'un grand nombre d'Élèves, des efforts redoublés pour l'obtenir. Les tentatives furent inutiles. Il était impossible qu'ils eussent les mêmes résutats, parce qu'ils opéraient en d'autres circonstances : on jetta des doutes sur la réalité de l'opération. On présenta ces deux Médecins comme des intrigans dont la connivence & le concert s'attribuait réciproquement des succès imaginaires, & dont la hardiesse excitée par l'intérêt osait en imposer au siècle présent & à la postérité. Mais les promoteurs de l'incrédulité furent foudroyés par la publicité qu'on donna au traitement où tous les gens de l'art & quelques curieux furent admis. La jaloufie a mille reffources. Elle répandit l'allarme fur le fort de la femme. On imprima des fauffetés. Une feuille que chaque jour voit naître & difparaître, devint un bulletin où l'on débita des déclamations & des injures.

La guérifon avançait ; les accidens difparaiffaient ; la malade enfin reprit fes occupations, fon genre de vie ; elle atteftait elle-même fon rétabliffement ; enfin elle fe rend aux Ecoles de la Faculté & fucceffivement en d'autres lieux.

D'après le récit de ce qui s'eft paffé & du fuccès de l'opération conftaté par les Médecins nommés par la Faculté, ce Corps refpectable plein de zèle pour l'exécution du bien, décerne des honneurs aux deux Membres de fon Corps qui ont inventé & entrepris cette opération. Cet acte d'encouragement caufe un redoublement d'envie aux adverfaires; & tandis que le Gouvernement témoigne fa fatisfaction ſur cet événement heureux, une brochure paraît ſous le titre de Réflexions ſur la Section du pubis: ce titre n'eſt qu'un voile qui cache toute la malignité poſſible.

Ce ſerait perdre des momens précieux que d'entreprendre la réfutation de cette diatribe, dont le but eſt de contrarier les auteurs d'une opération qui a procuré à une mere la douce conſolation d'avoir un fils ; tandis que par les moyens dont on avait fait uſage, & malgré les ſoi-diſans talens de l'auteur de cette brochure appellé pour la ſecourir, on n'a pu donner le jour, ni à ſon premier enfant, ni aux trois autres dont elle eſt devenue ſucceſſivement mere. De ſemblables procédés ſont de tous les ſiècles, comme on peut le voir par le paſſage d'Hippocrate placé à la tête de cet Ouvrage.

J'avais d'abord formé le projet de renfermer dans la deuxième Partie des Accouchemens que je vais publier les Recherches & Obſervations que je préſente aujourd'hui ; mais les allarmes qu'on cherche à répandre m'ont fait un devoir d'oppoſer une digue à des ennemis de ce bien; je ne doute point que ce nouveau fruit de mes veilles ne m'attire encore quelques déſagrémens. Je ſais quels ſont les motifs particuliers qui ont excité contre moi les cris de la haîne & de la jalouſie; ces motifs ne paraiſſent pas prêt à s'éteindre.

Attiré par goût & par ſentiment à m'occuper de cet eſſain de maladies qui aſſiègent pour ainſi dire tous les momens de la vie d'un ſexe, qui fait la portion la plus faible de l'humanité, j'ai porté mes premiers regards ſur ce moment ſi intéreſſant pour une femme mais ſouvent ſi cruel; ſur l'inſtant où elle devient mere. J'ai cru qu'une pratique éclairée devait ſervir de baſe à la théorie la mieux calculée: le ſuccès a ſecondé mes travaux, & depuis cette époque on a cherché à me fermer la carrière que j'allais parcourir.

Lorſqu'en 1775 je fis paraître la première Partie de mon Traité des Accouchemens, j'eus le malheur de n'être pas agréable à des perſonnages dont j'avais frondé la doctrine fauſſe, inconſéquente & preſque toujours dangereuſe. Il n'y avait qu'un moyen de me confondre, c'était de juſtifier les erreurs & les contradictions que j'avais combattues : on prit un parti plus expéditif; on emprunta le titre d'un Élève en Chirurgie pour publier contre moi des écrits calomnieux. J'aurais pu me venger en réclamant la ſévérité des loix contre cet anonyme : j'oubliai ma propre cauſe, & ne voyant que celle de l'humanité outragée, je développai de plus en plus les erreurs de mes adverſaires & les moyens de les éviter. On a été réduit au ſilence, mais le levain fermente toujours.

La part que j'ai eu à l'opération exécutée ſur la femme Souchot fut un nouveau prétexte pour ſe venger de ma véracité, ainſi que du genre de travaux que j'avais embraſſé. On ne pût me calomnier, mais on tenta de me dépouiller de tout ce qui pouvait m'honorer dans cette découverte. Ce plan de vengeance a tellement réussi, qu'il semble que ce soit un problême de savoir si j'ai concouru à cet événement qui fait une des agréables époques de ma vie.

Quelques Anciens ont entrevu l'utilité de la section du pubis ; mais leurs Ouvrages n'offrent que des conjectures. L'humanité sera à jamais redevable à M. Sigault d'avoir été le premier qui ait conçu assez fortement cette idée, pour la dégager de tout accessoire, & pour proposer de la réaliser. On prétendit que l'écartement qu'il annonçait était insuffisant, & sans autre examen sa proposition fut rejettée. Que d'inventions, que d'idées heureuses se sont ainsi perdues ! On ne s'occupe que des obstacles, au lieu de songer à les applanir. Il ne s'agit souvent que de faire un pas, & l'on touche au but desiré.

Aspirant à mettre ce projet en valeur, j'entreprens des travaux ; je remonte à des principes ; j'en déduis des conséquences : une expérience heureuse confirme mes raisonnemens :

j'obtiens l'écartement qu'on pouvait ſouhaiter. L'utilité de la ſection n'eſt plus un problême ; c'eſt une vérité : je la dévelope dans mes cours ; je l'indique dans la première Partie de mon Traité des Accouchemens. Un de mes Elèves, en raſſemblant ma doctrine dans une de ſes Thèſes, adopte la ſection à raiſon de ma découverte ſur l'écartement qu'il publie ; & c'eſt malgré des faits ſi certains, ſi authentiques, qu'on cherche à m'enlever la gloire qui doit être le fruit de pareils travaux.

M. Sigault que j'avais informé de mes ſuccès, trouve l'occaſion de faire la ſection ; il m'en parle : je l'engage, je l'anime. Nous pratiquons l'opération : elle répond à mon attente : nous avons l'écartement que j'avais annoncé, & à ce moyen j'amène un enfant à la vie.

Le Journal de Paris en rendant compte de cet évènement dit froidement que j'accompagnais mon confrère. Je dois rendre ici hommage à M. Sigault, il réclama contre l'injuſtice du Nouvelliſte ſon ami. Le poids du traitement retomba ſur moi à raiſon d'une maladie dont mon coopérateur fut attaqué.

Je crus devoir aux bonnes mœurs de ne pas faire d'un Journal qui eſt en des mains de tout âge le théâtre d'une diſpute qui pouvait exciter en de jeunes lecteurs & lectrices une curioſité déplacée. Ma retenue fut un nouveau prétexte pour obſcurcir ma gloire. On tait, on déguiſe, on falſifie les faits. Un de mes Élèves à mon inſçu veut faire inſérer dans cette feuille un tableau de ma doctrine; on le refuſe. Mes confrères applaudiſſent au dédain que je fais des clameurs. MM. les Commiſſaires font leur rapport à la Faculté. M. Sigault expoſe ſes travaux, j'annonce les miens, & l'on nous décerne l'honneur de faire graver nos noms ſur une même médaille.

Les brigues & les cabales s'efforcèrent de m'éloigner de la ligne ſur laquelle mon confrère marchait pour cet objet à la gloire. Un jeune homme qui ſe croit Médecin pour en avoir reçu le titre, & qui depuis peu ſiége dans un de ces tribunaux où l'on juge périodiquement les réputations littéraires, en un récit sec & ingrat de cette opération, place à peine mon nom sans l'accompagner des titres que me donne mon état; je n'en suis point surpris: la jalousie s'occupe de tant de petitesses! Mais que ce Journaliste, qui semble ouvrir les portes de l'immortalité à ceux qu'il honore de ses regards favorables, qui se dit fidèle aux principes de l'impartialité, devienne en quelque sorte l'écho d'une horde de jaloux, c'est ce qui étonnera sans doute. Que cet Orateur en rendant compte de mes travaux & de ceux de M. Sigault se serve de cette expression (un Médecin nommé le Roy a eu cinquante médailles pour l'avoir suivi & aidé) n'est-ce pas mettre à part plus que l'éloquence envers un homme qui consacre ses veilles au soulagement de ses égaux?

Mais si c'est par mes travaux que j'ai rendu utile une opération qui ne l'était pas, si c'est mon courage & ma découverte qui ont déterminé l'exécution de cette entreprise, ainsi que l'a reconnu une Faculté célèbre; ſi d'après mes principes je ſuis parvenu à accoucher la femme Souchot, ſuis-je donc un homme qui ſuit ou accompagne ſon Confrère? Si M. Sigault a déclaré que j'avais plus de part à cette opération qu'on ne penſait, pourquoi copier ſans ceſſe les récits infidéles de mes ennemis? J'en appelle à mes concitoyens, aux ſavans, à ceux qui me liront, ſur l'influence que j'ai dans cet objet important.

Mais c'eſt aſſez & peut-être trop m'entretenir d'injuſtices qui me ſont perſonnelles. Quand la gloire ne me récompenſerait pas, je l'ai tant été par le plaiſir de faire des découvertes utiles à l'humanité. L'amertume qu'une baſſe jalouſie cherche à répandre ſur ma vie ſe change quelquefois en douceurs. Le plaiſir de faire le bien ſerait trop doux ſi quelques chagrins ne venaient le modérer. Ce plaiſir me conſole de mes travaux, de la perte même de ma ſanté. J'ai porté aux femmes des paroles de conſolation. J'ai publié le fruit de quelques veilles, de nouveaux vont bientôt paraître. Je ne me lasserai point de pratiquer, d'observer, de méditer & d'écrire sur les infirmités jusqu'ici trop négligées d'un sexe que la douleur accable. Puisse-je en sa faveur publier un Code complet de santé ! c'est mon desir ; puisse pour ma récompense le bien que je conçois s'opérer sous mes yeux !

RECHERCHES

HISTORIQUES ET PRATIQUES

SUR LA SECTION

DE LA SYMPHYSE DU PUBIS.

L'ACCOUCHEMENT eſt le paſſage de l'enfant à travers le baſſin: on doit réduire la pratique & la théorie de cette opération à la connaiſſance des poſitions, des dimenſions, des proportions & du rapport du baſſin avec l'enfant: quand leurs dimenſions reſpectives ſont en juſte proportion, en une bonne poſition, la nature ſe ſuffit; quand elles n'y ſont pas, c'eſt à l'art à les établir. Il doit paraître bien étonnant que ce principe fondamental ait été inconnu aux Anciens, & le ſoit encore à la plupart des Modernes. Qu'eſt-il réſulté de l'ignorance du méchaniſme de cette opération? C'eſt que trompés ſur les vrais obſtacles, & ne connaiſſant point l'art de faire rentrer la nature dans ſa voie légitime, les

A

Accoucheurs ont employé des moyens funestes à la mere, ou à l'enfant, & quelquefois à tous deux dans des circonstances où l'un & l'autre pouvaient être conservés: delà, sans doute, est né ce préjugé qui présente aux meres cet instant desiré comme un moment redoutable.

Les Anciens se proposaient principalement dans l'Accouchement de conserver la vie de la mere; ils la préféraient toujours à celle de l'enfant qui n'offrait encore à la Patrie que des espérances incertaines: mais malgré tous leurs soins, les femmes étaient souvent victimes d'une méthode peu éclairée. Les Loix ordonnaient de pratiquer, sur celle qui était morte en accouchant, une opération connue sous le nom de Césarienne, afin de conserver au moins son fruit.

La Chirurgie moderne a osé, sur la femme vivante, entreprendre cette opération, à dessein de conserver les deux êtres à la fois; mais pour un succès qu'elle présente, quelle foule innombrable de malheurs elle ensevelit en silence..... Est-ce donc avoir perfectionné l'Art que d'avoir assuré un peu plus la vie des enfans en rendant celle des meres plus incertaine? Les Modernes n'ont-ils pas pratiqué quelquefois à faux l'opération césarienne pour avoir confondu le défaut de position avec celui de proportion ? Il n'eſt pas ſans exemple que quelques femmes heureuſement échappées à ſes dangers, aient enſuite accouché ſans cet effrayant ſecours.

D'après de ſemblables erreurs & un grand nombre d'autres également funeſtes, j'ai cru qu'il était important qu'on établît ſur cet Art, des principes lumineux, fondés ſur les dimenſions & les proportions du corps qui paſſe & de celui qui livre paſſage.

Lorſque le baſſin eſt trop étroit pour laiſſer paſſer l'enfant, dans ce cas où les Anciens en faiſaient le ſacrifice, cas où les Modernes pour le conſerver, ont expoſé la mere aux dangers de l'opération céſarienne, on a propoſé de faire la ſection au pubis. J'ai démontré l'avantage qu'on pouvait s'en promettre. Déjà un ſuccès heureux a couronné mon attente. Je ſatisfais aux devoirs que l'humanité m'impoſe en préſentant cette opération nouvelle & les réflexions qu'elle m'a fait naître. Je diſcuterai les objections que la raiſon peut lui oppoſer. Je conſidérerai cette matière importante ſous le triple point de vue de l'hiſtoire, de la pratique & de la théorie.

Premiérement, je rechercherai comment l'eſprit humain, ſi lent dans ſa marche, eſt enfin arrivé à cette opération.

Secondement, comment elle a été exécutée ſur la femme Souchot, & ce qui s'eſt paſſé pendant tout le traitement.

Troiſiémement enfin, je tâcherai de répandre quelque jour ſur les cauſes des accidens qui ont exiſté ; ſur les moyens de prévenir ceux qui pourraient naître ; j'indiquerai enſuite les circonſtances où cette opération peut être utile, & les principes d'après leſquels on pourra partir pour la pratiquer dorénavant.

PREMIÈRE PARTIE.

L'œil eſt ſouvent étonné du volume de l'enfant qui vient de naître : on conçoit difficilement comment il a pu franchir un paſſage en apparence auſſi peu proportionné. Ceux qui méditèrent les premiers ſur les Accouchemens, cherchant à rendre raiſon de ce phénomène, commencèrent par conſidérer attentivement la ſtructure du baſſin ; ils remarquèrent que les différentes pièces qui le compoſent, ſont unies entr'elles par une ſubſtance qui ne s'oſſifie jamais chez les jeunes femmes, & qui, pendant les derniers tems de leur groſſeſſe, ſe gonfle & ſe ramollit. Ils apperçurent dans ce phénomène un bienfait de la nature qui permet par-là juſqu'à un certain point, un écartement qui agrandit l'ouverture du baſſin.

Hippocrate avait embraſſé cette opinion, il penſait que les douleurs des reins qu'éprouvent les femmes pendant l'accouchement, avaient leur ſiége dans les ſymphyſes poſtérieures du baſſin, qu'elles étaient le produit des efforts que la nature dirigeait vers ces parties, voici ſes termes: (*a*) « Les femmes, » dit-il, qui accouchent pour la première fois, » éprouvent des douleurs fort aiguës à la région des » lombes & à la partie poſtérieure des os des iſles, » alors ces os s'éloignent & s'écartent les uns des » autres ». Hippocrate, dans ce paſſage, ne fait attention qu'à l'écartement des ſymphyſes poſtérieures, mais ailleurs (*b*) il ſemble ne s'occuper que des antérieures. « Lorſque les mois de la geſtation » ſont accomplis, dit-il, les os ſe ſéparent à droite » & à gauche ».

Ces paſſages différens ont donné lieu à trois opinions ſur l'écartement des pièces du baſſin, & ſur la direction des forces de la matrice pour expulſer l'enfant. Les uns voulaient que ces forces ne fuſſent dirigées que vers la partie poſtérieure & ne ſéparaſ-

(*a*) Hipp. de naturâ pueri.

(*b*) Idem. De epidem.

ſent que les ſymphyſes poſtérieures; d'autres, d'après l'obſervation, ſoutenaient qu'elles ſe portaient vers la partie antérieure du baſſin, & que c'était ſpécialement vers le pubis que la nature établiſſait la mobilité & l'écartement; d'autres, enfin, voulaient qu'elles ſe dirigeaſſent également ſur toute l'ouverture & tendiſſent à l'agrandir dans tous les ſens. Les Arabes embraſsèrent ce dernier ſentiment, « quand le fœtus ſe ſépare de ſa mere, dit Avicennes, la matrice s'ouvre, les jointures ſe ſéparent » & cette opération eſt une des plus fortes de la » nature ».

Il paraît même que dans l'antiquité on eut le deſſein de ſéparer les pubis pour faciliter l'accouchement, & que cette propoſition avait donné lieu à des fables qui s'étaient accréditées parmi le peuple, « quelqu'un de ſenſé peut-il croire, dit le » célèbre Vézale, qu'il exiſte, comme on le pu» blie, des nations chez leſquelles à la naiſſance » des filles, on ſépare les pubis afin qu'elles accou» chent facilement ». Les Grecs avaient conſidéré les ſymphyſes du baſſin comme des articulations: Vézale s'éleva contre cette opinion; il regarda la ſubſtance des ſymphyſes comme parfaitement ſemblable aux autres cartilages; de ſorte que ſi on avait porté trop loin l'opinion du ramolliſſement & de l'écartement, il établit une erreur en voulant en détruire une autre. L'autorité de cet habile Homme entraîna un grand nombre de partisans.

En 1519, un de nos prédécesseurs dans la Faculté de Médecine de Paris, Jacques d'Amboise, qui s'est rendu célèbre autant par ses talens que par son dévouement pour Henri IV pendant la Ligue, faisait en la manière accoutumée les Démonstrations Anatomiques aux Chirurgiens dans les Ecoles de Saint-Côme, il obtint pendant le courant de cette instruction publique, le cadavre d'une femme qui, quelques jours après être accouchée, avait subi la mort pour avoir étouffé son enfant. Jacques d'Amboise, crut l'occasion favorable pour prononcer sur le ramollissement & l'écartement des os du bassin, il annonça que dans un exercice public il serait question de cet objet, & invita à s'y rendre les Médecins & les Chirurgiens les plus renommés. Il démontra à l'assemblée, que les os du bassin, sur-tout vers la symphyse du pubis, s'écartaient de quelques lignes; il prouva que ce n'étoit point le produit d'un état maladif, puisque la femme s'était bien portée pendant sa grossesse; il fit voir qu'en élevant une cuisse, on élevait le pubis correspondant sur l'autre: cependant malgré l'autorité, la raison & le rapport des sens, beaucoup de gens refusèrent de ſe rendre. Pineau, Chirurgien & Anatomiſte éclairé qui était préſent à cet exercice, fut frappé de cet événement; révolté de l'opiniâtreté de quelques aſſiſtans, il recueillit tout ce qu'on avait dit ſur cet objet, & en compoſa un petit traité; cet opuſcule contient une foule d'excellentes choſes, nous allons en préſenter l'extrait.

Cet Auteur, d'après Galien, regarde les ſymphyſes du baſſin comme autant d'articulations: celle du pubis lui paraît plus diſpoſée que les deux autres à être, pendant la groſſeſſe, gonflée & ramollie. « La ſubſtance de la ſymphyſe, dit-il, reſſemble à » une éponge, elle s'imbibe pendant la groſſeſſe » & ſe deſsèche inſenſiblement après l'accouche» ment. La cauſe de ce ramolliſſement dépend d'une » fluxion muqueuſe vers ces parties. — On a tenté » inutilement, avec un coin, de dilater les pubis, » cet écartement ne peut avoir lieu que vers les » tems de l'accouchement. — Lorſqu'on applique » le doigt ſur le pubis d'une femme groſſe, cette » partie donne des preuves d'une extrême ſenſibi» lité, ce qui dépend de ce que l'engorgement qui » arrive à cette articulation diſtend le perioſte, le » ſépare & le rend très-ſenſible. — L'Art ne pour» rait-il pas augmenter le ramolliſſement que tente

» la nature ? Pour y parvenir, ne pourrait-on pas » appliquer, pendant la grossesse, sur les symphy- » ses, sur-tout sur celles du pubis, des cataplasmes » émolliens, des embrocations huileuses, les demi- » bains ? &c. »

Pineau prévoyait qu'on rejetterait ces moyens sans même tenter l'expérience ; c'est pourquoi il dédia son traité au célèbre Docteur Riviere, persuadé que son suffrage entraînerait les opinions. Après s'être beaucoup occupé, comme on le voit, du méchanisme, par lequel la nature établit le gonflement & le ramollissement ; il avait cherché tous les moyens que pouvait fournir la Médecine & la Chirurgie pour le produire. « Si l'on tient, dit-il, » les cuisses d'une femme qui accouche, relevées » & écartées, l'enfant à chaque douleur avance » davantage, ce qui dépend de l'écartement du » pubis qui se fait à la symphyse ».

Enfin, Pineau va plus loin, il dit que non-seulement on peut dilater les symphyses par les moyens qu'il propose, mais même qu'on peut en faire la section ; ce n'est qu'en tremblant qu'il présente cette opinion : il commence par s'appuyer de l'autorité de Galien qui dit : « les parties contenantes » étant moins nobles que les parties contenues, elles » peuvent être non-seulement dilatées, mais même

» coupées en leur faveur. Or, il n'eſt perſonne d'un » peu de bon ſens (dit Pineau) qui ne ſache que » l'enfant dans la matrice eſt plus noble que les » os qui compoſent le baſſin » : cette autorité de Galien n'était guère propre à donner du crédit à cette idée.

L'expérience de Jacques d'Amboiſe, perpétua dans les Ecoles de la Faculté, la doctrine de l'amolliſſement & de l'écartement des ſymphyſes du baſſin. On vit ſucceſſivement Silvius, Riviere, Fernel, Dulaurens, Riolan, & beaucoup d'autres, en être les partiſans. Duverney montrait dans ſes Cours publics au Jardin du Roi, un baſſin dont les pubis avaient été ſéparés dans l'accouchement par les ſeuls efforts de la nature : Morgagni, dont l'autorité eſt d'un grand poids en ce genre, adopta pareillement cette opinion.

Enfin en 1768, M. Sigault préſenta aux Chirurgiens de Paris, un mémoire dans lequel il propoſoit de pratiquer la ſection de la ſymphyſe du pubis dans les cas où l'on emploie l'opération Céſarienne, à cauſe de la diſproportion du baſſin avec la tête de l'enfant. La raiſon qu'il donnoit comme déterminante, c'eſt que par cette ſection on obtient un pouce d'écartement, ainſi qu'il l'avoit vérifié ſur plusieurs femmes mortes en couche; l'avantage de ce projet n'était appuyé ſur aucune démonſtration. On lui oppoſa 1°. que dans le cas où il falloit recourir à l'opération céſarienne, un pouce d'écartement ne ſuffiſait pas; 2°. que beaucoup de faits rendaient la réunion fort douteuſe.

Tandis que la Chirurgie françaiſe ne s'occupait qu'à combattre ce projet, M. Camper, Médecin en Hollande, conſulta l'expérience; il pratiqua cette opération ſur une truie qui venoit de mettre bas ſes petits : elle continua de les allaiter, de boire, de manger, de marcher, & même elle ſe débarraſſa du bandage qu'on lui avoit appliqué à deſſein de procurer la réunion, qui fut accomplie ſans ce moyen au bout de quinze jours. Cette expérience, divulguée dans l'Europe, décida un des deux grands points conteſtés; la réunion : mais elle ne prononçait rien ſur l'écartement, & ne répondait pas à l'objection de ſon inſuffiſance.

Tel était l'état des choſes, lorſqu'en 1773 j'eus occaſion de faire pendant l'été un grand nombre de recherches ſur des corps de femmes mortes en couche. Je travaillai à perfectionner, d'après l'anatomie, l'Art des accouchemens, à remédier aux ſuites funeſtes des couches, & je ne négligeai point l'opération propoſée par M. Sigault; je cherchai à tirer quelque parti de ſon projet, en portant principalement mes vues du côté de l'écartement ; je fis la ſection du pubis ſur des cadavres d'hommes & de femmes : chez les premiers je n'avois que deux à trois lignes d'écartement ; chez les autres trois à quatre ; & chez celles mortes en couche, j'avois conſtamment entre ſix & neuf lignes.

Je me demandai pourquoi dans tous les ſujets y a t-il un écartement & pourquoi eſt-il plus grand lors de l'accouchement. Un examen attentif de l'union des pièces qui compoſent le baſſin, réſolut la premiere queſtion. Les deux os qui forment les hanches ſe réuniſſent en-devant par le moyen d'une ſubſtance qui a paſſé pour cartilagineuſe ; ils s'adoſſent en arrière aux deux côtés du *ſacrum*, & ſont également unis avec lui au moyen de cette même ſubſtance que des ligamens aſſujétiſſent tant en-dedans qu'en-dehors : on a donné le nom de ſymphyſe à ces trois unions des pièces du baſſin. Les ligamens de la partie poſtérieure externe ſont en grand nombre & bien plus forts que ceux de la partie poſtérieure interne ; de ſorte qu'en coupant ceux qui uniſſent en-devant les pubis, les poſtérieurs externes l'emportant ſur les poſtérieurs internes, il doit néceſſairement ſe faire un écartement dans le lieu coupé.

Il me reſtait à découvrir pourquoi l'écartement eſt conſtamment plus grand chez celles qui ſont avancées dans leur groſſeſſe ou accouchées.

Je conſiderai dans les accouchées l'état des ſymphyſes, & je trouvai toujours la ſubſtance qui ſert de moyen d'union, & qui a ordinairement la ſolidité du cartilage, tellement gonflée alors & ramollie, qu'une lancette ſuffiſait toujours pour en faire la ſection. J'obſervai que le ramolliſſement était conſtamment en raiſon du gonflement, d'où il réſultait qu'en coupant le pubis des femmes mortes en couche, il y avoit toujours plus d'écartement, & d'autant plus encore qu'il y avait plus de gonflement & de ramolliſſement de la ſubſtance cartilagineuſe.

Mes travaux ſur les changemens que la groſſeſſe opère dans l'économie animale, trouvèrent ici leur application. J'avais obſervé ſur toutes les accouchées le tiſſu cellulaire plus lâche, plus rempli de matiere gélatineuſe, tous les muſcles plus tendres qu'en toute autre circonſtance, & tellement, ſur-tout vers le baſſin, que je pouvais les diſſoudre en les comprimant fortement ſous mes doigts; je rapprochai de cette obſervation celles qui prouvent que la chair des femelles impregnées eſt conſtamment tendre; j'avais remarqué que dans les campagnes on fait emplir les vieilles vaches pour les attendrir & les faire ſervir alors à notre nourriture. Il était donc prouvé pour moi que l'effet de la groſſeſſe eſt d'attendrir & de ramollir les chairs; mais je crus que la nature alloit plus loin & qu'elle étendait ſon action juſque ſur les os. L'obſervation nous prouve que dans les fractures des femmes groſſes, le cal ne ſe forme très-ſouvent pour les réunir que quelque tems après l'accouchement; pluſieurs tentatives de ce genre, faites ſur des chiennes impregnées, me préſentèrent le même phénomene.

Tous ces faits réunis à beaucoup d'autres non moins curieux, me perſuadèrent qu'il ſe fait pendant la groſſeſſe, ſur-tout du côté du baſſin, une diſſolution du principe ſolidifiant de la mere au profit du fœtus, dès 1770 j'avais cette idée, que je communiquai alors à notre ſavant & illuſtre confrère feu M. Hériſſant, qui avait beaucoup travaillé ſur le principe terreux animal. Il careſſa cette opinion, ainſi que la manière dont elle était déduite de l'obſervation. Il me parut très-ſatisfait de l'explication que je lui donnai du ramolliſſement extraordinaire des os de la femme Soupiot; phénomène dont on n'avait donné, ſelon lui, aucune explication ſatisfaiſante. Je peux, d'après mes travaux depuis ce tems, établir aujourd'hui le méchaniſme par lequel s'opère cette diſſolution du principe terreux animal.

Quand j'eus rapproché tous ces faits qui prouvent que les chairs, les os mêmes s'attendriſſent par une eſpece de diſſolution pendant la groſſeſſe, ſur-tout vers le baſſin, les ſymphyſes me parurent devoir être ſujettes à cette loi. Je vis alors un point de vérité & de réunion dans les obſervations, en apparence, oppoſées ſur la mobilité & l'écartement; je ſentis que le ramolliſſement, & conſéquemment l'écartement, devait être plus ou moins grand, ſelon qu'il y avait plus ou moins de diſſolution du principe ſolidifiant: c'eſt ce que me prouva le baſſin d'une femme accouchée, dans lequel le ramolliſſement était tel, que les pubis pouvaient s'éloigner de ſix lignes, on eût dit que le cartilage intermédiaire était preſque fondu; en ſorte que ce gonflement des ſymphyſes, qu'on diſait dépendre d'un abord de ſucs vers ces parties, me parut l'effet d'une diſſolution de principe ſolide par l'addition d'un principe humide.

Je cherchai à mettre à profit ces idées pour la pratique des accouchemens; il me parut que le coccix, qui eſt uni au *ſacrum* par la ſubſtance cartilagineuſe qu'on trouve aux autres ſymphyſes, pouvait, à raiſon du ramolliſſement de cette ſubſtance, ſe reculer pendant l'accouchement ainſi que l'avait obſervé Deventer, & qu'effectivement il avoit mis en uſage cette manœuvre, qu'il recommande dans quelques circonſtances pour favoriſer l'accouchement ; il me parut qu'à raiſon du ramolliſſement ci-deſſus prouvé, le *ſacrum* lui-même pouvait ſe prêter quelquefois à un certain degré de reculement, dont on pouvait tirer grand parti dans l'Art des Accouchemens : l'expérience interrogée répondit à mon attente, & par ces moyens bien ſimples je délivrai des femmes, qui autrement n'euſſent accouché qu'avec le ſecours des inſtrumens.

Relativement au projet de M. Sigault, je ſoupçonnai que l'on pouvait produire plus d'écartement qu'il n'en avait obtenu & annoncé : j'avais remarqué, comme Pineau, que pendant quelques accouchemens, en élevant les cuiſſes & les tenant écartées, l'enfant avançait mieux à chaque douleur, ſur-tout lorſqu'elle était fort expulſive ; il me parut qu'alors le triceps & le grêle interne pouvaient de chaque côté écarter les pubis : je ſoupçonnai que cette manœuvre, employée après la ſection de la ſymphyſe, produirait un écartement plus conſidérable que celui qu'avait trouvé M. Sigault ; & comme après la mort les articulations deviennent rigides, je crus qu'il fallait faire l'expérience tience sur un cadavre qui ne fût pas encore refroidi : cette dernière circonstance était difficile à rencontrer, lorsqu'en Décembre 1775 je fus appellé chez le sieur Brasseur, demeurant rue des Prouvaires; sa femme expirait à la suite d'un accouchement : quand j'arrivai elle était morte ; je demandai aux parens la liberté de tenter une opération intéressante pour l'humanité. Je revins peu de tems après accompagné d'un de mes disciples. Je fis placer le sujet sur une table ; je passai des couvertures sous les reins, pour isoler le bassin : les cuisses étant relevées & écartées le plus possible, je procédai à la section des tégumens, que je commençai à la partie supérieure de la symphyse, un peu plus à droite qu'à gauche, le cartilage était très-mou, j'en fis aisément la section avec un scapel très-faible ; à peine fut-elle accomplie que les pubis se débandèrent, & me présentèrent un écartement dans lequel j'introduisis de front les quatre phalanges de mes doigts repliés, ce que j'ai reconnu équivaloir à deux pouces & demi. Les jambes & les cuisses ayant été ensuite abaissées & allongées, les pubis se rapprochèrent au point de ne laisser que six à sept lignes d'écartement, & il n'y en avait que trois à quatre lorsqu'on mettait le cadavre sur le côté. Je cherchai à m'assurer si je n'avais point attaqué la vessie & ses attaches, je reconnus que je ne l'avais pas endommagée : le ligament qui l'attache au pubis était en partie conservé du côté gauche.

Cette découverte intéressante anéantissait les objections du défaut d'écartement que l'on opposait au projet de la section ; car je concevais un méchanisme par lequel on pourrait à ce moyen faire franchir une tête volumineuse sur un bassin qui n'aurait que deux à trois pouces d'ouverture de devant en arrière. J'ai toujours eu pour principe d'être, en fait de science, communicatif, persuadé que si par-là on perd l'honneur de quelques découvertes, on jouit de l'esprit des autres, on aggrandit & perfectionne son entendement. Je fis part de ma découverte à plusieurs Savans, je la publiai dans les leçons que je fais chaque année aux Écoles de la Faculté, ainsi que dans mes Cours particuliers.

Certain de l'écartement, je revins sur la réunion ; elle était moins problématique d'après les expériences de M. Camper. Avant lui la réunion des cartilages du larinx avait conduit à croire que celle des symphyses était possible ; des observations même l'avaient prouvé, mais d'autres en faisaient encore douter. On citait des femmes qui avaient été long-tems incommodées de cette mobilité à la ſymphyſe du pubis, au point de ne pouvoir marcher; d'autres obſervations qui m'avaient été rapportées par des gens dignes de foi, me prouvaient qu'on y avait quelquefois remédié au moyen d'un bandage.

Je portai mes recherches ſur la cauſe qui avait pu empêcher cette réunion ; je crus qu'elle dépendait de ce que la ſymphyſe n'était pas reſtée dans le repos propre à l'aglutination, parce que les femmes s'étaient levées trop tôt : car le cal perd de ſa force agglutinative, en raiſon du mouvement des parties qu'il doit réunir, tellement que ſi au premier mouvement le cal perd deux de cette force uniſſante, au ſecond mouvement il perd quatre & au troiſiéme ſeize, ainſi de ſuite juſqu'à ce qu'il perde entièrement cette puiſſance : c'eſt pourquoi dans la réunion des fractures, s'il y a beaucoup de mouvement, il ne ſe fait point de réunion, & les os forment une eſpèce d'articulation, plutôt que de ſe ſouder : ainſi pour obtenir la réunion de la ſymphyſe, il me parut qu'il fallait beaucoup de repos vers cette partie. J'expoſais dans mes Cours publics & particuliers toutes ces idées ſur l'écartement & la réunion, & je déſirais qu'une expérience ſur le ſujet vivant pût les confirmer. Enfin je publiai la première Partie d'un Ouvrage ſur la Pratique des Accouchemens,

dont inceſſamment je donnerai la ſuite. En parlant des cas où il y a diſproportion entre la tête & le baſſin, cas dans leſquels l'opération Céſarienne eſt indiquée. Je laiſſe entrevoir des moyens différens, & je m'exprime ainſi. « (*a*) Rendre l'opération Céſa-
» rienne plus rare, moins meurtrière, déterminer
» les cas où elle eſt indiquée, les réduire au plus
» petit nombre poſſible, ſubſtituer des manœu-
» vres moins dangereuſes, tenter enfin de bannir
» entierement cette reſſource ſi effrayante & preſ-
» que toujours mortelle, c'eſt ce que je me ſuis
» propoſé ».

J'eus le plaiſir de voir un grand nombre de mes Elèves entendre ma doctrine & ſoutenir en thèſe mes principes : ceux que je viens d'expoſer, furent ſommairement annoncés par M. Chandon, qui après s'être rendu très-utile dans quelques Hôpitaux de Marine ; & voulant enfin completter ſes connaiſſances de Chirurgie & de Médecine par l'étude & la pratique des accouchemens & des maladies des femmes, expoſa ſon déſir à M. de Sartine. Ce Miniſtre éclairé, qui ſait que le plus grand bien que

---

(*a*) Voyez la Pratique des Accouchemens, première Partie, contenant l'Hiſtoire critique de la doctrine & de la pratique des principaux Accoucheurs, *pag.* 102.

le Gouvernement puisse faire à l'humanité souffrante, c'est de procurer & de propager une bonne instruction, s'empressa d'accorder une semblable demande à un sujet dont on lui avait toujours vanté les talens. M. Chandon vint ici, & ses appointemens lui furent conservés pour suivre mes Cours: après avoir passé à Paris un temps suffisant il fut à Montpellier pour y prendre le grade de Docteur; il dédia à M. de Sartine, Ministre de la Marine, sa thèse, dans laquelle il soutenait ma proposition chérie; savoir, que pendant l'accouchement jamais une femme ne doit perdre la vie entre les mains d'un Accoucheur habile. Après avoir exposé les cas formidables, il présente le remède & rapporte plusieurs circonstances, ordinairement funestes, où il a vu ma pratique couronnée du succès. M. Chandon eut l'honnêteté, bien rare, de ne s'approprier aucune de mes idées. Après avoir proposé plusieurs moyens pour suppléer à l'opération Césarienne, & entr'autres la section du pubis, il dit: « On n'intéresse » aucun viscère essentiel à la vie par cette opéra- » tion, qu'on n'a rejettée que par timidité & sans » aucune raison solide, sur-tout d'après l'écarte- » ment de deux pouces & demi qu'a obtenu » M. Alphonse le Roy ». Et ici M. Chandon rapporte l'observation que j'ai ci-dessus détaillée.

Un Chirurgien très-instruit dans l'Art des Accouchemens, n'avait aucune connaissance de mes travaux, lorsqu'en 1776 il soutint aux Ecoles de Chirurgie une Thèse, dans laquelle il condamne la section de la symphyse dans les cas où le bassin est trop étroit pour laisser passer la tête de l'enfant. M. Bodelocq ne rejette point l'opinion des Anciens sur le gonflement & le ramolissement. Mais il dit, avec raison, qu'on observe rarement vers les symphyses une mobilité très-sensible; cependant il rapporte avoir vu un bassin dans lequel les pubis s'écartaient l'un de l'autre de quatorze lignes. Il rejette l'opération de la section au pubis, à raison de l'insuffisance d'un pouce d'écartement, annoncé par M. Sigault dans une thèse qu'il soutint à Angers en 1772. Pour obtenir cet écartement, l'Auteur fut obligé d'enfoncer un coin dans la séparation des pubis, parce qu'il n'opérait pas sur des bassins de femmes mortes grosses ou peu à près être accouchées. —Il observe que dans le cas d'un pouce d'écartement, les pubis ne divergent en devant que de deux lignes; par conséquent, que s'il y a disproportion du diamètre transverse de la tête avec le bassin de plus de deux lignes cette opération n'est pas praticable. Ce raisonnement vaut une démonstration: il conseille donc dans le cas où l'on voudroit la pratiquer, d'employer plutôt le forceps: mais il eût été à desirer qu'il se fut occupé à bien déterminer les cas où cet instrument peut réduire la disproportion, & qu'il eût démontré de combien il peut diminuer le volume de la tête pour vaincre cette disproportion. Lorsque ce Chirurgien eut appris que dans la circonstance de l'accouchement j'avais obtenu deux pouces & demi d'écartement, il réitéra mes expériences dans les circonstances favorables, il obtint les mêmes résultats, & me l'apprit en me témoignant combien il s'intéressait au succès de notre opération, c'est le propre des vrais talens de ne chercher que le bien en lui-même & de n'être partisan que de la vérité.

Je ne connaissais point la thèse de M. Sigault, soutenue à Angers; c'est pourquoi au mois de juillet 1777, je me rendis chez lui pour le prier de me la communiquer, afin que je pusse établir la différence de ses travaux & des miens, & les faire concourir à donner quelque valeur à un projet mal-à-propos rejetté. Mon confrère s'empressa de satisfaire à ma demande; il me remit sa thèse seule, n'ayant pas le Mémoire qu'il avait présenté au Corps de Chirurgie. Impatient de savoir ce que contenait cette thèse, j'en pris lecture, & je vais ici en présenter l'analyse.

Cette thèſe porte en titre, que dans l'accouchement contre nature, la ſection de la ſymphyſe du pubis, eſt plus prompte & plus sûre que l'opération Céſarienne. Elle eſt composée de cinq paragraphes; le premier ne contient que quelques généralités étrangères au ſujet ; il dit au ſecond : « Les forces » de la matrice ſe réfléchiſſent quelquefois ſur elle- » même, d'où il eſt réſulté dans quelque accouche- » ment rupture de viſcère ; ce qui a néceſſité dans » ces cas à inciſer le ventre d'une mère pour en » tirer l'enfant contenu dans l'abdomen. Julius » naquit par une opération ſemblable ; ce qui lui » fit donner le ſurnom de Céſar, & conſerva à » cette opération la dénomination de Céſarienne. » Les dangers de cette opération ſont une grande » hémorragie, un épanchement purulent dans la » cavité du bas ventre, une hernie, l'étranglement » des inteſtins entre les lèvres de la plaie faite à la » matrice, la gangrène, les convulſions, enfin la » mort ». — Dans le troiſième paragraphe, il dit : » Les cartilages ſe relâchent ſur la fin de la groſ- » ſeſſe ; & pendant l'accouchement, les os s'éloi- » gnent peu-à-peu, & quelquefois ſe ſéparent ». Il ſoutient cette aſſertion d'après l'autorité de quelques grands Anatomiſtes. — Dans le quatrième, il continue : « Fernel met au nombre des obſtacles à

» l'accouchement, l'union trop affermie des os » pubis ; Pineau, dans ce cas, conseillait les relâ- » chans, les linimens : ce sont des moyens de trop » peu de valeur. — Prenez un scapel à dos dont la » pointe soit mousse ; coupez au-dessus du pubis la » peau & la graisse ; divisez les muscles pyramidaux » de haut en bas ; la symphyse du pubis étant décou- » verte, portez le doigt dans le tissu cellulaire qui » est derrière les pubis ; coupez hardiment le carti- » lage intermédiaire ; subitement les os pubis s'éloi- » gneront de plus d'un pouce, & le fœtus poussé par » les forces qu'emploie la nature, & celle que peut » procurer l'art, viendra au monde sain & sauf, » au moyen de l'ampliation donnée à tout le bas- » sin. Quand la force qui tend à séparer les extrê- » mités du cercle osseux n'existera plus, les pubis » se rapprocheront ; ce à quoi on pourra aider par » un bandage. La plaie est simple, le repos la guérit » sans qu'on ait à craindre des symptômes graves. » Cette section serait inutile, si le fœtus était resté » dans l'ovaire, ou s'il s'était développé dans les » trompes. Elle est utile lorsque la tête est enclavée, » parce qu'alors le forceps peut causer inflamma- » tion-gangrène ; il peut blesser ou déprimer la tête » du fœtus : le sieur Camper a fait cette opération » avec succès sur une truie. — Dans le cinquième paragraphe, M. Sigault répond aux objections : « On m'oppofera que dans le cas d'offification de » la fymphyfe, cette opération ne peut fe pratiquer ; » mais cette offification n'a jamais lieu. On pourra » craindre la léfion du col de la veffie, mais cet » organe ne touche à la fymphyfe que par un tiffu » cellulaire lâche qu'on peut écarter avec le doigt » fi le fœtus n'eft pas entré dans le petit baffin ; s'il » y eft entré, la bleffure du col de la veffie n'eft pas » incurable comme le croyaient les anciens. Le » baffin ne s'amplifie pas affez, difent d'autres ; mais » qu'on obferve que le baffin eft compofé de diffé- » rentes pièces, & que l'étendue de toute l'ouver- » ture repartit une ampliation fur toute la circon- » férence de cette même ouverture. La réunion ne » fe fera pas, difent d'autres, l'expérience de » M. Camper prouve le contraire, pourquoi les » cartilages ne fe réuniraient-ils pas ? Il eft vrai que » Verdier dit avoir vu deux femmes qui étaient » reftées boiteufes après une femblable déduction » des pubis, fans doute il y avait quelque virus » vénérien, fcorbutique ou fcrophuleux ; car » Meffieurs Petit, Louis & de la Faye, rap- » portent des obfervations où cette réunion s'eft » faite. M. Morand de la Rouffière, a vu un » jeune homme chez lequel les pubis fe fépare-

» rent en faiſant des armes: d'où je conclus, &c ».

Après avoir lu cette thèſe, je dis à M. Sigault, qui m'en demandait mon opinion, qu'elle me ſemblait très-bonne à quelques aſſertions près que je croyais contraires à la théorie des accouchemens; mais néanmoins que ſa propoſition aurait dû fixer davantage l'attention, & qu'il eût fallu s'occuper de travaux relatifs à cet objet, & tenter des expériences raiſonnées.

M. Sigault m'expoſa enſuite les contradictions, les dégoûts qu'il avait éprouvés à ce ſujet; il m'apprit que M. Camper avait fait la demande au Gouvernement Hollandais, d'une criminelle pour pratiquer ſur elle cette opération; mais que le ſavant Gaubius, dont on avait requis l'avis, avait déterminé le refus de cette demande.

Voici les réflexions que je fis: « l'homme craint » toujours les innovations ſur les objets qui l'intéreſſent vivement; c'eſt pourquoi les découvertes » utiles trouvent beaucoup de contrariétés, tandis » que les découvertes frivoles ſont avidement re» çues. Je ne ſuis point étonné des obſtacles que » vous avez rencontrés. Il fallait, en préſentant un » moyen auſſi nouveau ſur un objet auſſi intéreſſant, » ſubjuguer par des raiſonnemens portés à la dé» monſtration. Si vous euſſiez annoncé un écarte-

» ment plus considérable, si vous eussiez démontré » que sur le bassin le plus mal conformé vous pou- » viez faire franchir la tête la plus volumineuse : si » vous eussiez développé le méchanisme de ce pas- » sage ; vous eussiez trouvé trois sortes de gens ; les » uns, que les plus forts raisonnemens ne peuvent » subjuguer, parce qu'ils ne suivent que leurs pas- » sions ; d'autres plus indifférens qui eussent douté, » parce qu'ils n'auraient pas voulu se donner la » peine d'étudier votre travail ; d'autres enfin qui » vous auraient entendu & qui se seraient rendu » vos partisans zélés : mais ici l'expérience & le » raisonnement s'élevaient contre vous : on a dé- » montré que le pouce d'écartement que vous expo- » siez ne suffisait pas, & vous n'avez pas démontré » qu'il est suffisant : vous croyez que ce pouce réparti » sur tout le bassin, l'agrandit suffisamment pour lais- » ser passer la tête, & vous étendez ce principe à » tout genre de disproportion. Quant à M. Camper, » je ne lui aurais pas plus accordé une criminelle » qu'on ne l'a fait en Hollande, parce que son motif » principal n'était pas d'obtenir plus d'écartement : » je lui aurais objecté si vous réussissez, vous indui- » rez en erreur, parce qu'une réussite sur un bassin » bien conformé ne peut pas prouver qu'un mal » conformé livrera passage ; vous prouverez la réu-

» nion, mais votre expérience ſur la truie la met » hors de doute ». Auſſi quand j'ai conſeillé à mes Elèves de ſolliciter dans leurs provinces une criminelle : « Préſentez aux Juges, leur ai-je dit, que » la réunion eſt preſque certaine ; mais dites-leur » qu'il importe pour l'humanité de conſtater la dé- » couverte de deux pouces & demi d'écartement, » au moyen de quoi, même ſur un baſſin mal con- » formé, on fera franchir une tête volumineuſe ; » dites-leur que les gens ſenſés conviennent que » cette opération ne préſente rien de dangereux, » mais qu'il faut frayer la route & s'aſſurer ſi » l'écartement néceſſaire dans les cas de mauvaiſe » conformation, ne peut pas produire des accidens » inconnus. »

Le 27 Septembre 1777, deux mois après cet entretien, lorſque nous étions aſſemblés à la Faculté, M. Sigault vint à moi, me prit à part & me dit : Je dois ſous peu de jours accoucher pour la cinquième fois, la femme d'un nommé Souchot dont tous les accouchemens ont été très-laborieux, à raiſon de la difformité de ſa taille qui n'eſt que de 3 pieds 8 pouces. Dans le premier fait en décembre 1769, j'employai inutilement mes forces pour faire franchir la tête. J'appellai M. Piet pour me ſeconder, & après des efforts tantôt alternatifs tantôt réunis, la tête allongée a passé à travers le bassin, comme à travers une filière: après cet accouchement, cette femme a gagné du froid, & il lui est survenu un rhumatisme laiteux qui lui cause très-souvent, à l'approche de ses règles, les douleurs les plus vives. — Dans le mois de Mai 1771, j'ai été appellé une seconde fois pour l'accoucher, j'ai convoqué successivement Messieurs Thévenot, accoucheur très-sage & très-éclairé, ainsi que M. Coutouli: la tête n'a franchi qu'au moyen d'un crochet appliqué sur le pariétal droit: désolé de la perte inévitable de ces enfans, j'ai résolu dans une troisième grossesse de m'opposer à leur accroissement en employant les purgatifs, je n'ai pas été plus heureux, l'accouchement s'est déterminé au huitième mois, l'enfant a encore été victime des efforts qu'il m'a fallu employer pour faire franchir la tête qui cependant était peu volumineuse. Il lui est resté depuis ce tems une hernie de vagin. Enfin le jour de Paques 1775, j'ai été appellé une quatrième fois: alors j'ai convoqué une foule d'Accoucheurs & de Médecins célèbres: à six, nous avons employé alternativement nos forces & nous nous sommes presque épuisés, ce n'a été qu'après deux heures de semblables manœuvres, que la tête de l'enfant est sortie au moyen de ce qu'un pariétal s'est enfoncé & déprimé. On a décidé unanimement que cette femme n'accoucherait jamais d'un enfant vivant qu'au moyen de l'opération Césarienne; j'ai proposé la section au pubis, on la rejettée. Croyez-vous qu'elle puisse convenir, & si vous êtes de cet avis, voulez me prêter votre main & votre conseil.

Je témoignai à M. Sigault que je verrais avec grand plaisir cette opération substituée dans bien des cas la Césarienne. Je lui retraçai à l'instant le détail rapide de mes travaux, les raisons & les expériences sur lesquelles je fondais mon opinion; je l'engageai à me venir voir; je lui promis que j'allais rassembler toutes mes idées sur cet objet important, parce qu'on ne pouvait être trop scrupuleux sur l'entreprise d'une opération aussi importante en la pratiquant pour la première fois.

SECONDE PARTIE.

Quelque certain que me parût le succès de la section de la symphyse du pubis, des craintes tempéraient mon desir & mon espoir; le raisonnement les dissipait bien-tôt, & le sentiment qui échauffait mon cœur, me faisait jouir d'avance de la reconnoissance des êtres dont j'allais, par ce moyen nouveau, conserver la vie. Il me semblait que je multipliais l'exiſtence, le plus grand bienfait de la nature ; je ſentais un beſoin de communiquer à M. Sigault mes idées ; nos intérêts de gloire étaient devenus communs. Je reſtai trois jours dans une vaine attente ; & pour qu'on ne me reprochât rien, ou plutôt pour ne me reprocher rien à moi-même, je pris conſeil de gens ſages & éclairés, moins ſur l'opération que ſur la conduite prudente à tenir.

Enfin, le 30 Septembre, la femme Souchot entre en travail, elle fait appeller à cinq heures du ſoir M. Sigault ; il ſe rend chez elle à ſept, y retourne à dix, & une heure après minuit accourt m'éveiller & m'apprendre que l'enfant préſente les pieds, que la mère eſt entièrement diſpoſée à ſe laiſſer opérer. J'anime ſon courage, je diſſipe ſes craintes, & tous deux nous nous mettons en marche, pleins de l'eſpoir de bien faire.

Arrivé chez cette femme je conſidérai ſa ſtature, & je conçus les plus grandes eſpérances de ſon courage. Comme ſes douleurs n'étaient ni vives ni précipitées, je lui fis diverſes queſtions, pour découvrir les cauſes de ſa conformation vicieuſe. « Elle » nous dit je ſuis née en 1739, d'une mère très-ſaine, » alors âgée de trente-huit ans, & mon père nommé » Deviſſé, maître de guitarre, en avait ſoixante- » quatre. J'ai été confiée à une mauvaiſe nourrice ;

» on

» on aſſure qu'à huit mois j'ai eu la petite vérole, & » qu'à vingt, tandis que ma dentition était accom- » pagnée de dévoiement & de convulſions, je l'ai » éprouvée une ſeconde fois, & de très-mauvaiſe » qualité; mes membres alors ſe ſont contournés; » il ne m'a pas été poſſible de marcher avant huit » ans, & encore me fallait-il le ſecours de deux » béquilles, que je n'ai pu quitter qu'à l'époque de » mes règles. Je me ſuis mariée à vingt-neuf ans; » j'ai eu quatre accouchemens fort pénibles. M. Si- » gault m'a toujours donné ſes ſoins; je me confie » aujourd'hui à vos talens réunis ».

Je lui témoignai l'intérêt que ſa ſituation m'inſpirait, & cherchai enſuite à m'aſſurer de l'état du travail, & des dimenſions de ſon baſſin. Je reconnus que l'enfant préſentait les pieds, que l'orifice de la matrice était très-dilaté, & que le diamètre de devant en arrière de ſon baſſin n'avait pas plus de deux pouces & demi. Je fis part à M. Sigault de ce que je venais d'obſerver, & lui dis que le diamètre qui traverſe la tête d'un enfant à ſa naiſſance ayant pour le moins trois pouces un quart; il n'était pas poſſible qu'il put franchir une ouverture qui n'avait que deux pouces & demi, par conſéquent qu'elle ne pouvait accoucher, ainſi qu'on l'avait prononcé, que par l'opération Céſarienne, ou celle que nous allions y ſubſtituer. Notre parti étant pris, elle nous offrit de tout préparer avec nous; elle fit elle-même de la charpie, elle chercha à bannir toute idée triſte, en vantant à ſon mari l'eſpérance d'embraſſer un fils.

Tout étant préparé, nous reployâmes en trois le matelas ſur le lit, la femme ſe plaça deſſus, la mari s'éloigna, une garde ſeule nous éclarait. Nous commençâmes par chercher la partie moyenne du cartilage de la ſymphyſe en la comprimant, ce qui fut ſenſible. Enſuite je conſeillai de commencer la ſection ſur la partie ſupérieure de la ſymphyſe, non au-deſſus des muſcles pyramidaux & de la faire à deux temps. 1°. D'inciſer les tégumens juſqu'au milieu du pubis, tandis que j'en tiendrais la partie inférieure abaiſſée, enſuite de commencer la ſection du cartilage. 2°. D'achever celle des tégumens, ſans inquiétude ſur l'hémorragie qui pourrait arriver, parce qu'elle n'empêcherait pas de faire la ſection du cartilage dans le lieu propoſé, vu qu'elle ſerait déjà commencée. M. Sigault n'avait pour cette opération, qu'un ſimple biſtouri. Les cuiſſes étant relevées & écartées, il opéra comme je viens de le dire.

Lorſque la ſéparation fut achevée, les pubis ſe débandèrent comme un arc, & furent de l'un & l'autre côté ſe porter ſous les tégumens. Auſſi-tôt je m'occupai du ſoin d'extraire l'enfant. M. Sigault venait de percer les eaux & d'amener à la vulve les pieds qui ſe préſentaient à l'orifice de la matrice.

Je commençai par conſtater l'écartement que j'avais, pour combiner la manière de faire paſſer la tête, je portai ſur l'écartement (le poing étant fermé) les quatres phalanges de mes doigts, ils portent deux pouces & demi, c'était la meſure que j'avais employée ſur le cadavre de la Dame Braſſeur, je reconnus que j'avais ici quelque choſe de plus. Ma joie fut vive, mais tranquille. Les talons de l'enfant répondaient au côté droit : j'amenai ſon corps par de doux efforts qui ne portaient que ſur les parties latérales, & nullement ſur la colonne épinière : je dégageai le bras gauche, puis le droit : la tête étant encore au-deſſus du détroit ſupérieur, je portai ma main droite ſur la face qui répondait à la ſymphyſe iliaque gauche ; je fis écarter le plus poſſible les cuiſſes ; j'engrainai la plus grande portion du pariétal droit dans l'écartement ; dont les tégumens bombèrent ; je fis répondre la boſſe pariétale gauche à la partie latérale droite de la baſſe du ſacrum ; enſuite en relevant le corps de l'enfant, j'entraînai la partie latérale gauche de la tête, en même-temps que de la main droite appliquée

Le ſoir elle eut un très-léger mouvement de fièvre.

Le 5 la ſituation conſtante ſur le dos, qu'elle préférait à celle ſur le côté, que nous lui preſcrivions, la mal-propreté inévitable des écoulemens, malgré tous les ſoins qu'on prenait, la difficulté de nourrir, & ſur-tout la ſévérité de la diète, l'impatientèrent au point d'agiter le pouls. J'accordai une croute de pain à ſes vives ſollicitations. Elle apperçut que je n'étais pas d'avis de la diète ſévère; elle en abuſa, comme on le verra dans la ſuite. — Le ſoir elle était abſolument ſans fièvre.

Le 6, depuis la veille de ſon accouchement, il n'y avait point encore eu de ſelles. Je crus qu'il fallait établir cette évacuation; on lui donna un lavement; il n'entraîna aucunes matières. — L'aproximation des ſymphyſes était très-ſenſible, la plaie très-petite, vu le rapprochement des tégumens; on voulut changer le traitement, & appliquer un petit plumaceau de baume d'Arcéus. — Il y avait peu de douleurs, peu d'écoulemens, tout promettait un prompt rétabliſſement; mais dès que nous fûmes partis, elle mangea, & beaucoup trop ſans doute; car M. Deſeſſartz, Doyen de notre Faculté, qui fut la voir une heure après le panſement, lui trouva quelques friſſons, de l'altération dans le pouls, & des étouffemens. — A notre visite du soir, tous ces accidens étaient complètement dissipés; car M. Baget, notre Confrère, qui la vit avec nous, flatta notre espérance d'un prompt rétablissement. Mais un excès qu'elle fit encore dans le manger, après que nous fûmes partis, joint à un chagrin domestique qu'elle éprouva dans la nuit, mirent chez elle le plus grand trouble.

Le 7, un plus grand concours de Médecins & de Chirurgiens que de coutume, furent témoins d'un état de fièvre & d'affaiblissement assez considérable, les écoulemens étaient très-abondans, & les douleurs vives. Le plumaceau de baume d'Arcéus était couvert d'une suppuration noirâtre, c'est pourquoi on en revint à un défensif composé avec de l'eau-de-vie aromatique appelée eau rouge & le blanc d'œuf; la diète qu'elle observa pendant tout le jour, lui fût salutaire : la fièvre se dissipa, & nous apprîmes le soir que dans l'après-midi elle avait demandé le bassin, qu'elle avait évacué une grande quantité de matières liées & qu'elle avait demandé deux fois à uriner.

Le 8, d'après quelques réflexions que j'avais faites sur ces écoulemens, qui ce jour étaient très-abondans, je lui demandai si pendant qu'elle allaitait son enfant, il n'y en avait pas sensiblement davantage, elle me dit que oui, & pour m'en assurer, j'appliquai ma main à la vulve pendant que l'enfant était au sein & j'en reçus une assez grande quantité. Nous crûmes devoir revenir à l'application du bandage, & il fallut que toutes les personnes présentes lui en fissent sentir la nécessité pour qu'elle y consentit. Pendant la journée elle urina deux fois dans le bassin, & deux fois elle évacua des matières bilieuses en assez grande quantité. — Plusieurs de nos Confrères se trouvaient tous les jours au pansement, entr'autres Messieurs Lésurier, Vicq & Champsereu ; M. Destremeaux, gendre de M. Levret, y vint ce même jour ; il parut s'intéresser vivement au succès de cette opération : il nous conseilla de veiller à ce que la femme excitée par ceux qui l'approchaient, ne fit des excès, & il dit en présence de plusieurs de nos Confrères, entr'autres de M. Vicq, que M. Levret avait estimé le diamètre de devant en arrière du bassin de cette femme, à deux pouces & demi. Je montrai à M. Pelletan, en présence de Messieurs les Commissaires, le plumaceau chargé de la petite quantité de suppuration que produisaient les tégumens, mon dessein était de lui prouver que les écoulemens n'étaient pas, ainsi qu'il le publiait déjà le produit de la suppuration de tout le tissu cellulaire du bassin. M. Goubelly assista ce jour au pansement ; il visita l'enfant qui profitait peu à raison de la manière irrégulière dont on lui présentait le sein : je l'apperçus de loin mesurant le tour de la tête de l'enfant. Le soir j'appris que la femme avait très-bien passé la journée ; elle dormait quand j'arrivai, je ne voulus pas qu'on l'éveilla.

Le 10 je crus appercevoir ses organes, son courage & ses forces affaiblies ; les écoulemens avaient été & étaient abondans ; elle pleura en me disant qu'elle voyait, avec bien du chagrin, à ses pansemens, des gens qu'elle ne connaissait point. Son pouls, que j'avais trouvé très-bon en arrivant, s'accélera très-sensiblement ; ce qui me prouva que les causes morales influaient singulièrement sur son tempérament. Je cherchai à lui donner des consolations ; j'offris à son état d'indigence un espoir qui n'a point été trompé. Je découvris le soir qu'elle avait mangé pendant la journée beaucoup de viande & bu quelques verres de vin, aussi le pouls était-il fébrile, accéléré, la peau séche, & pas une goutte d'écoulement.

Le 11, la plaie était très-belle, mais les écoumens avaient été ſi abondans, qu'ils avaient traverſé le lit, & avaient été reçus dans un vaſe que l'on avait imprudemment vuidé avant que nous vinſions. — Pour remédier aux inconvéniens de l'humidité, on fit garnir le lit avec beaucoup d'étouppes ; on ordonna de changer ſouvent celles qui étaient auprès de la plaie. Je me tranſportai chez M. Deſeſſartz, Doyen de notre Faculté, pour lui communiquer mes inquiétudes. Je demandai à ſa prudence un conſeil, & à ſes talens un moyen de remédier à cet accident qui m'allarmait. Il fût abſolument de mon avis ; ſavoir que pour arrêter cet écoulement, il fallait commencer par en déterminer la nature, ce à quoi on ne parviendrait jamais mieux que par l'analyſe. L'enfant mal nourri s'affaibliſſait beaucoup ; on ſuppléait au lait que la mère ne lui fourniſſait pas aſſez abondamment & qu'elle lui donnait très-irrégulièrement par une panade que M. Sigault avait preſcrite ; elle était compoſée avec la mie de pain bouillie dans l'eau, un peu de ſucre & de jaune d'œuf. Cette bouillie ſemblait accroître encore un dévoiement de matière verdâtre.

Le 12, j'eus la douleur d'apprendre que M. Sigault était retenu chez lui par une maladie qui le mettait hors d'état de ſuivre les progrès de cette opération ; le poids du traitement tomba ſur moi ſeul, & cette charge redoubla mon zèle ; les écoulemens & les douleurs étaient un peu diminués. — Je crus pouvoir porter ſur la plaie, dont la végétation devenait ſpongieuſe, & dont les bords au lieu de s'agglutiner formaient bec de liévre quelques gouttes de baume de Fioraventi rouge, pour les ſtimuler. Mes vues portées du côté de la réunion j'apperçus que l'extrêmité des pubis était gorgée, que le gauche l'était davantage & avait débordé ſupérieurement & inférieurement le droit. Un Profeſſeur célèbre en Anatomie, M. Deſault qui vint ce même jour au panſement, nous apprit qu'il avait fait une ſuite de travaux relatifs à cette opération importante ; qu'après avoir coupé le pubis d'un grand nombre de chiens, il avait obtenu toujours peu d'écartement, mais que la réunion s'était conſtamment faite avec quelques différences qui avaient dépendu de la manière de faire la ſection, de ſorte que, lorſqu'ils avait un peu attaqué ou l'un ou l'autre pubis il s'était fait du même côté une végétation du cal ; mais que lorſque l'inciſion n'avait porté que ſur le cartilage, la réunion s'était faite ſans végétation de ce même cartilage ; qu'il n'y avait point eu d'écoulement à la ſuite de cette opération, qui reſſembla à celui qui ſe preſentait ici. Il m'apprit que tous ſes travaux (qui me parurent très-intéreſſants) étaient conſignés dans une thèſe qu'un de ſes Élèves Hollandais de nation avait été ſoutenir dans une Univerſité étrangère. Je voudrais pouvoir témoigner ici à cet habile Profeſſeur, avec quel plaiſir je vis ſon empreſſement, ſon zèle, pour concourir par ſes réflexions, à une opération auſſi importante.

Le 13, l'enfant avait rarement tetté, néanmoins les ſeins étaient flaſques; le lait paraiſſait engrumelé , les écoulemens étaient abondans. Il me paru que la ſomme de l'humeur ſéreuſe ſe portait vers les parties inférieures ; c'eſt pourquoi je propoſai de ſéparer l'enfant de la mère à qui on donnerait le kina & les évacuans. Un grand nombre de gens de l'art qui étaient réunis ne furent point de cet avis : on conſentit ſeulement à donner à la femme un lavement compoſé d'herbes émollientes ; il produiſit dans la journée deux évacuations très - abondantes de matière jaune reſſemblante à de la purée.

Le 14, elle avait reçu tant de ſoulagement de ces deux évacuations , qu'elle ſe retourna pluſieurs fois dans ſon lit ſur l'un & l'autre côté; le rapprochement des ſymphyſes était ſi ſenſible, que je les ſoupçonnais réunies; la femme ſe transporta elle-même d'un lit à l'autre, en ſe tenant ſur ſes coudes & ſes talons. L'enfant était faible, ſes lèvres étaient gercées : Je propoſai à la mère de lui donner une nourrice, ce qui la chagrina au point de produire altération dans le mieux qu'on appercevait.

Du 15 au 19, la malade fût de mieux en mieux, les écoulemens diminuèrent, la douleur quelquefois n'exiſtait pas, ou du moins était fort légère. On n'appliquait plus ſur le lieu de l'inciſion, que du taffetas d'Angleterre; les urines coulaient en plus grande abondance. Le 18 elle en rendit une grande quantité en préſence de MM. le Brun & Deſtremeaux. Je reprochais chaque jour à la femme, l'excès de nourriture qu'elle prenait, la quantité de viande qu'elle mangeait, & le peu de lait que prenait ſon enfant qui me paraiſſait tellement en danger de perdre la vie, que le 17 je fus chez M. Sigault, qui était dans ſon lit malade, pour l'engager à faire venir le mari, & à lui repréſenter combien il était néceſſaire qu'il obtînt de ſa femme qu'elle conſentit à ſe ſéparer de ſon enfant.

Le 19, les douleurs & les écoulemens qui avaient ceſſé reparurent; la diète fût preſcrite.

Je conseillai de mettre du côté du sacrum, une bouteille pleine d'eau chaude ; elle procura pendant la nuit un grand soulagement.

Le 20, les accidens étant diminués, je l'angagai à continuer la diète ; mais le soir l'écoulement supprimé & le pouls fébrile me firent juger qu'elle avait mangé. Comme elle me témoignait sans cesse avoir faim, je lui dis que si, dans son état, elle osait souper, elle tomberait gravement malade. Je ne fus pas plutôt sorti que malgré cet avis, donné conjointement avec M. Bosquillon mon Confrère, elle mangea deux œufs frais & but quelques verres de vin & d'eau.

Le 21 l'indigestion que causa son imprudence produisit un état si fâcheux, que je crus sa perte certaine ; il y avait fiévre, douleur & écoulement si abondant qu'on avait été obligé de mettre un vase sous le lit pour que la chambre ne fût pas inondée ; ce ne fut qu'à cette époque que je pus recueillir assez de cette humeur, pour tenter quelques expériences. Je m'adressai à M. Buquet notre Confrère, aussi recommandable par ses talens en Chymie & en Médecine, que par son zèle pour le progrès de ces deux sciences ; quoique malade, il s'empressa de déterminer la nature de cet écoulement : voici son analyse.

Cette

Cette humeur était un peu putréfiée & colorée, parce qu'elle paſſait à travers le matelas & la paillaſſe qui depuis plusieurs jours en étaient imbibés; elle avait une odeur fade qui ne reſſemblait point à celle de l'urine: elle ne pouvait être coagulée, ni par le feu, ni par l'eſprit de vin, ni même par les acides minéraux qui y ont excité une vive effervescence. Au moyen de l'acide vitriolique on en obtenait un légér précipité urineux, & par l'évaporation un peu de réſidu brun preſque diſſoluble dans l'eſprit de vin. — Ce réſidu déſſéché avait un goût manifeſte de ſel marin, & l'acide vitriolique verſé deſſus en dégageait beaucoup de vapeurs d'eſprit de ſel. Par ce petit nombre d'expériences il paraît que cette humeur n'était autre choſe que de l'urine qui avait un caractère particulier de crudité.

Le 22, les écoulemens continuèrent d'être abondans; la femme était très-affaiblie & paraiſſait enrhumée.

Le 23, les urines qui depuis deux jours avaient été ſupprimées, à raiſon ſans doute de l'abondance des écoulemens, ſe rétablirent & la fièvre tomba. Depuis deux jours l'enfant, vu la faibleſſe extrême de ſa mère, n'avait point été approché du ſein; il y fut remis. J'appris avec chagrin qu'on cherchait à m'imputer l'état fâcheux de cette femme;

c'eſt pourquoi je m'expliquai ouvertement, en préſence d'un grand nombre de ſpectateurs, ſur la néceſſité de donner à l'enfant une nourrice & ſur celle d'adminiſtrer à la mère les purgatifs, les lavemens évacuans & le quinquina. Ce que j'avais annoncé ſe manifeſta. La diète ſévère que la malade avait gardée depuis deux jours, diminua les accidens, & le 24, deux lavemens pris, dans la journée, excitèrent quatre évacuations bilieuſes. Auſſi le 25, annonça un prompt rétabliſſement, car elle ſe tint ſur ſon ſéant, & travailla.

Le 26, de nouveaux chagrins domeſtiques renouvellèrent les accidens. La femme ſemblait être de nouveau enrhumée. J'en jugeais autrement & je ne voyais en ce rhume prétendu qu'un état de cacochymie & de catharre produit par la faibleſſe; les extrêmités étaient froides, & de tems à autre elle ſentait des ſuffocations qui ſe terminaient par des friſſons dans les ſeins; le ventre quoique mou était gonflé. Une tiſane faite avec l'orge, les dattes & les raiſins calma l'irritation. Le ſoir il y avait toujours fièvre & ſuppreſſion d'écoulemens, qui dans ce cas ne ſe rétabliſſaient que ſur les trois heures du matin lorſque la fièvre commençait à tomber, & alors ils étaient plus abondans que dans le reſte du jour.

Le 27, comme la mère avait totalement renoncé à donner le ſein gauche à ſon enfant, le lait s'y engrumela au point que j'augurai qu'il y aurait ſuppuration. Certain alors de la réunion, je lui fis écarter les cuiſſes pour bien reconnaître l'état des parties; j'apperçus que la ſection avait été faite plus à gauche qu'à droite; qu'on avait inciſé la jambe gauche du κλιτορις; & que l'extrêmité du canal de l'urètre avait été coupée. Je preſſai ſur la veſſie, & l'écoulement ſe manifeſta en raiſon des preſſions. J'engageai la femme à uriner : le jet, qui était rond, ſe porta aſſez loin; ce qui, joint à une foule d'autres obſervations, me fit encore augurer que l'extrêmité du canal était ſeule inciſée ſans que le col eût été endommagé.

Le 28, les écoulemens diminuèrent, ainſi que la toux & la douleur. Lorſque je ſortais de chez l'accouchée, je trouvai deux de nos confrères, Mrs Nolan & Montabour qui venaient la voir : je retournai avec eux; nous la trouvâmes dévorant un plat de chicorée au jus: je lui avais néanmoins recommandé la diète.

Le 29, j'obtins qu'on donnerait à cette femme, 18 grains de ſel de quinquina en trois doſes & un lavement, compoſé avec du lait & quatre onces de ſucre brut: elle fut beaucoup évacuée par ce remede;

les douleurs ſe diſſipèrent entièrement & les écoulemens diminuèrent très-ſenſiblement. Ce même traitement continué pluſieurs jours, opéra à vue d'œil le rétabliſſement de la malade: mais il me reſtait encore à obtenir qu'on ſéparât l'enfant de ſa mère.

Le 32, la fièvre & les écoulemens reparurent, parce que le ſein ſe diſpoſait à percer. Il perça le 34, & dès-lors les forces ſe rétablirent & la gaité reparut.

Le 35, on purgea avec deux onces de manne en une décoction de fumeterre. Ce doux médicament excita le vomiſſement d'une grande quantité de bile très-jaune & produiſit quatre évacuations copieuſes.

Enfin le 39, cette mère, aveuglée par ſa tendreſſe, ouvrit les yeux ſur l'état de ſon enfant; elle conſentit à s'en ſéparer; par la crainte de le voir expirer ſur ſon ſein: confié à une bonne nourrice il s'eſt rétabli contre toute attente & ſe porte aujourd'hui très-bien.

Depuis ce moment, la femme Souchot prenait chaque jour un embonpoint qu'elle n'avait jamais eu. Chaque jour elle demandait avec le plus vif empreſſement à ſe lever: nous crûmes prudemment ne devoir y conſentir que lorſqu'on lui aurait appliqué un bandage, nous en confiâmes l'exécution à M. Trénel, Chirurgien très-expert en ce genre.

M. Sigault continuait d'être retenu chez lui par une

maladie grave; nous convinmes de ne lever la femme Souchot qu'en sa présence ; c'est la raison qui nous fit attendre jusqu'au jour auquel il put se rendre chez elle, ce fut le quarante-six de l'opération. Pour remédier à l'écoulement, qui n'était plus que de quelques gouttes dans certains momens de la journée, on proposa d'introduire dans le canal de l'urètre une sonde ou bougie creuse. Ce soin me semblait inutile, beaucoup de raisons me faisaient croire qu'il n'y avait point de section au col de la vessie: néanmoins pour satisfaire mes Confrères j'introduisis une bougie creuse dans la vessie; il sortit de l'urine; si je portais la bougie très-avant, il n'en sortait plus. La femme Souchot refusant absolument de garder cette sonde je fus obligé de la supprimer.

M. Trénel ensuite nous présenta un bandage qui remplissait parfaitement toutes nos vues: il emboîtait le sacrum, & venait au-devant du pubis se fermer par un lacet. On l'appliqua à la convalescente, qui aussi-tôt se leva, se tint debout sur l'une & l'autre jambe & marcha depuis son lit jusqu'à la cheminée sans ressentir ni douleur ni mouvement dans l'endroit de l'opération. Depuis cette époque, elle a continué chaque jour de se lever & d'acquérir des forces : impatiente de toute gêne, elle prétexta que son bandage la blessait, afin que nous lui accordassions de le quitter. La reconnaiſſance hâta ſa première ſortie.

Le 60e jour depuis ſon opération elle deſcendit ſeule les quatre étages de ſon gîte, pour ſe rendre en voiture à la Faculté & y remercier ce Corps reſpectable des bienfaits de la plupart de ſes Docteurs (a). *Elle avait monté l'eſcalier des Ecoles, & était entrée dans la Salle d'Aſſemblée, légèrement appuyée ſur les bras de ſon mari. Abandonnée à elle-même, elle s'eſt tenue ferme ſur ſes pieds pendant une ou deux minutes. Le Doyen, l'ayant enſuite fait aſſeoir, lui a demandé ſi elle jouiſſait d'une bonne ſanté; ſi elle avait bon appétit & digirait bien; ſi elle dormait aiſément & tranquillement; ſi elle éprouvait quelques douleurs dans le lieu où la ſection avait été faite; ſi elle avait, ainſi que les autres femmes, le pouvoir de retenir ſes urines, pour ne les lâcher qu'à volonté, ou ſi elles coulaient toujours malgré elle, & ſans qu'elle s'en apperçût. A chacune de ces queſtions, cette femme a répondu à haute voix & avec ce ton ingénu qui eſt l'expreſſion de la vérité: Qu'elle avait très-bon appétit, digérait parfaitement, faiſait toutes ſes fonctions avec liberté, plaiſir & régularité; que ſon ſommeil était tranquille, que ſes forces ſe rétabliſſant petit à petit, elle s'appercevait que chaque jour elle marchait, montait &*

(a) Extrait des Regiſtres de la Faculté, publié en 1778.

descendait avec plus de facilité ; qu'elle n'éprouvait aucune douleur, ni aucune gêne dans la partie où elle avait souffert la section ; qu'elle retenait ses urines, tant qu'elle restait assise, à moins qu'elles ne fussent en trop grande quantité ; & qu'elles ne coulaient goutte à goutte, malgré elle & sans qu'elle s'en apperçut, que lorsqu'elle se tenait debout ou marchait ; mais que cet écoulement involontaire diminuait tous les jours, & devenait moins fréquent ; qu'elle éprouvait une forte douleur le long de la cuisse gauche ; mais elle est convenue en même-tems qu'elle avait été vivement tourmentée de cette douleur dès après sa première couche, parce que, disait-elle, elle avait eu alors un lait répandu qui s'était jetté sur cette partie. Elle a ajouté qu'elle avait nourri son enfant pendant le premier mois ; mais que MM. Sigault, le Roy & les Commissaires de la Faculté l'avaient empêchée de continuer. La Nourrice de cet enfant le portait dans ses bras : elle l'a fait voir à tous les Docteurs ; il était bien portant.

Cette convalescence ayant été ainsi publiée par la Faculté, des ennemis abusèrent de la modération de ce récit, en ajoutant que la femme Souchot ne pouvait ni remuer ni marcher ; mais on la vit détruire ces imputations calomnieuses par des courses fatigantes. Sa reconnaissance la transporta chez MM. de Lepine & Desessartz, Doyens de la Faculté, chez

MM. les Commiſſaires, & enfin chez ſes libérateurs, M. Sigault & moi. On la vit de même voler chez ſes amis & ſes parens pour leur manifeſter ſa joie. Du 5 au 15 Janvier, elle fut à pied du haut de la rue Saint-Denis ſa demeure, ſur le Pont Notre-Dame, à la rue Montmartre, à celle notre-Dame de Nazaret, &c. &c. D'après ces courſes longues & fatigantes pour toute femme, elle a éprouvé vers la ſymphyſe une legère douleur, qui s'eſt diſſipée par deux jours de repos, après leſquels elle a entrepris de nouveau ſeule & ſans appui des courſes très-longues. Préſentement elle vaque à toutes ſes affaires; elle n'eſt incommodée comme ci-devant, que de la hernie qui lui eſt ſurvenue dans ſa troiſième couche; mais un peſſaire y portera remède dès qu'elle voudra s'y aſſujétir.

TROISIEME PARTIE.

Tandis que je multipliais mes efforts pour aſſurer le ſuccès de cette opération, une foule de jaloux, qui crurent ou leurs intérêts ou leur vanité bleſſée, s'élevèrent contre le bienfait nouveau que l'humanité venait de recevoir. Il faut, me ſuis-je dit bien des fois, acheter par des perſécutions le bonheur de bien faire. Je n'oppoſais à l'orage que le ſilence; mais des gens ſages m'ont engagé vivement à manifester la vérité ; c'est pour la développer que je vais examiner quelques questions que la raison qui cherchait à s'éclairer, m'a souvent présentées.

A-t-on obtenu sur la femme Souchot, l'écartement de deux pouces & demi, dont j'ai le premier annoncé la possibilité ?

L'opération était-elle absolument nécessaire pour obtenir son enfant vivant ?

N'y avait-il pas un moyen plus simple encore de terminer cet accouchement, sans que la mère ni l'enfant courussent aucun danger ?

Par quel méchanisme peut-on, au moyen de l'écartement annoncé, faire franchir à travers un bassin trop étroit, la tête d'un enfant ?

Peut-on déterminer les cas où il faudra recourir à cette opération intéressante ?

Les accidens qui se sont manifestés tiennent-ils à l'opération en elle-même, ou à la manière de la pratiquer, ou à l'état de la femme sur laquelle on a opéré?

Peut-on espérer de les éviter une autrefois ?

Peut-on réitérer la même opération sur le même sujet ?

Le succès est-il ici complet ? le sera-t-il toutes les fois qu'on réitérera cette opération?

Telles sont les questions que je vais tâcher de résoudre.

Après avoir reconnu & démontré l'insuffisance d'un pouce d'écartement, mes travaux me conduisirent à croire qu'on pouvait en obtenir davantage, l'expérience répondit à mon attente. Quand je publiai que j'avais obtenu jusqu'à deux pouces & demi d'écartement par la section de la symphyse du pubis; personne ne le contesta, & cette découverte n'eut même de célébrité que parmi mes élèves à qui j'en développai les conséquences importantes. Lorsque la section des pubis eut été pratiquée sur la femme Souchot, on revint à cette opération & on la contesta d'une manière injurieuse à ma probité. A des expériences raisonnées, on opposa des expériences qui, faites en d'autres circonstances, ne produisaient ni ne devaient produire les mêmes résultats. Je ne répondais aux objections fausses & aux calomnies, qu'en disant « l'enfant jouit de la vie; » mais quelques gens sensés me demandèrent la raison de ces résultats contraires. » Pour obtenir, leur dis-je, l'écarte-
» ment que j'ai annoncé; il faut la circonstance de
» la grossesse ou avancée ou à son terme, la chaleur
» naturelle vers les articulations, le relevement &
» l'écartement des cuisses ». Cette réponse fut bientôt publiée.

Une occasion se présenta d'opérer dans toutes

les circonſtances requiſes : elle fut avidement ſaiſie : un grand nombre de Spectateurs furent convoqués, parce qu'on crut ma défaite certaine. Dans l'amphithéâtre d'un maître en chirurgie, démonſtrateur d'accouchemens, une jeune femme mourut dans les travaux de l'enfantement : on ſe propoſa d'en faire l'ouverture huit heures après la mort. Le cadavre étant placé dans la ſituation où ſont les perſonnes qu'on taille de la pierre au haut appareil, c'eſt-à-dire dans un plan incliné, on fit la ſection de la ſymphyſe du pubis : l'écartement naturel des os fut de ſept lignes & demie, & de vingt lignes lorſqu'on écarta les cuiſſes. Le lendemain on revint à l'examen de cet écartement & on l'obtint de deux pouces, puis de deux pouces & demi, enfin de trois pouces. De cet inſtant on ne me conteſta plus ma découverte ſur l'écartement ; on voulait même qu'il eût été porté plus loin que je ne l'annonçais ; mais c'était pour me faire une objection qu'on croyait ſans replique, ſavoir que les ligamens poſtérieurs internes avaient été déchirés : c'eſt ce que nous examinerons bientôt.

Il eſt donc prouvé que j'ai pu obtenir l'écartement dont j'avais annoncé le premier la découverte. Je vais prouver que vu les dimenſions du baſſin de la femme Souchot & celles de la tête de ſon enfant, il m'a fallu cet écartement pour l'obtenir vivant. Mon ſuccès prouvera donc le fait dont la poſſibilité eſt accordée même par mes envieux.

J'avais employé inutilement cette opération, diſaient quelques autres, car l'enfant aurait pu venir vivant en l'amenant par les pieds.

La jalouſie eſt ſi inconſéquente que ceux qui me faiſaient cette objection diſaient eux-mêmes que l'accouchement par les pieds eſt ſouvent funeſte à l'enfant lorſque la mere eſt le mieux conformée, & ils ne faiſaient pas attention que la femme Souchot eſt mal conformée, que ſon enfant s'eſt préſenté par les pieds & que cependant il vit. Si ſon troiſième, au terme de huit mois, n'a pu franchir le détroit ſupérieur ſans perdre la vie, comment voulait-on que celui-ci qui était à terme pût le traverſer ſans mourir. Mais d'après l'examen des dimenſions reſpectives, nous allons démontrer combien il était impoſſible que cet enfant pût traverſer le baſſin, ſans que ſa tête diminuât beaucoup de volume, ou qu'un des diamétres du baſſin fût agrandi par l'opération propoſée.

Le baſſin de la femme Souchot n'a que deux pouces & demi de devant en arrière, c'eſt-à-dire de la ſymphyſe du pubis à la tubéroſité du ſacrum, & toutes les fois qu'elle voudra le permettre on pourra s'en aſſurer : voici mon moyen. Mon doigt index introduit dans le vagin touchait par ſon extrêmité la tubéroſité du ſacrum ; or en meſurant l'étendue de mon doigt, depuis l'extrêmité qui touchait le ſacrum juſqu'à la partie qui correſpondait ſous la ſymphyſe, j'ai reconnu que je meſurais deux pouces & demi : cela m'a été facile avant l'accouchement, parce que la matrice alors élevait le vagin qui dans un autre tems oppoſe quelque obſtacle, vu la hernie dont cette femme eſt incommodée. Je ne crois pas qu'on puiſſe aſſigner une meſure plus certaine. Quelque jours après l'opération, M. Deſtremeaux nous a dit que M. Levret avait aſſigné au diamètre de devant en arrière du détroit ſupérieur deux pouces & demi d'étendue. On a voulu depuis qu'il eût été eſtimé à deux pouces trois quarts ; mais la démonſtration que je vais donner n'en ſera point infirmée.

Quant à l'enfant, lorſque je l'eus amené à la lumière, je meſurai le diamètre tranſverſal de ſa tête d'une boſſe pariétale à l'autre, & j'obtins juſtement trois pouces & demi : un des adverſaires de cette opération n'a trouvé, quelques jours après, à ce qu'il aſſure, que trois pouces quatre lignes. En préſence de qui a-t-il pris cette meſure ? l'a-t-il recherchée de l'éminence d'une boſſe pariétale à l'autre ? D'ailleurs l'enfant était alors plutôt diminué qu'augmenté de volume ; cette diminution eſt ordinaire chez tous les enfans, quelques jours après l'accouchement. Quand on ne m'accorderait pas généralement ce principe, on ne pourrait ici me le refuſer, vu que cet enfant ſouffrait par la mauvaiſe nourriture. Quand ſa tête n'aurait eu que trois pouces quatre lignes de diamètre tranſverſe & le baſſin deux pouces neuf lignes d'ouverture de devant en arrière, il n'en ſerait pas moins conſtant qu'elle ne pouvait le traverſer ; car un corps ſolide de trois pouces quatre lignes, ne peut traverſer une ouverture ſolide de trois pouces neuf lignes. Il y avait dans le ſyſtême de nos adverſaires ſept lignes de différence & dans le mien il y en avait douze : l'une & l'autre diſproportion était trop conſidérable pour pouvoir être naturellement vaincue. Cet enfant donc ne pouvait ici venir au monde vivant, en l'amenant par les pieds ; parce que des attractions ne pouvaient vaincre une diſproportion de douze lignes, ni même de ſept pour que ſa tête pût franchir le baſſin, il fallait qu'elle s'alongeât ; & cet alongement ne pouvait s'opérer qu'avec des manœuvres capables de le faire périr ainſi que ſa mère. Un critique peu modéré vante cependant la facilité avec laquelle il prétend avoir terminé le premier accouchement dans la convaleſcence d'une péripneumonie billieuſe ; cet accoucheur a-t-il oublié qu'il faifait tirer fon habit par derrière pendant que lui-même tirait l'enfant : de ce qu'il l'a extrait par ces violentes attractions ; de ce que trois autres ont été amenés par de femblables efforts ? il conclut qu'on aurait dû employer la même manœuvre pour avoir celui-ci vivant, & qu'il fallait rejetter la fection : c'eft avec des raifonnemens de cette trempe, qu'on ofe combattre une opération que le fuccès a couronnée.

On ne niait les dimenfions véritables, & de la tête & du baffin, que pour en tirer à une conféquence captieufe. Pourquoi, difait-on, cette opération ? on pouvait en faififfant la tête de l'enfant entre les deux cuillères des forceps l'alonger & en diminuer le diamètre tranfverfe au point de la faire franchir le baffin, & cela fans danger ni pour fa vie ni pour celle de fa mère. On vantait des fuccès obtenus par M. Coutouli.

Si ce moyen était le feul pour terminer facilement & avec fuccès l'accouchement & pour amener l'enfant vivant, pourquoi ne l'a-t-on jamais tenté dans aucun des quatre accouchemens précédens ? pouquoi le critique, qui connaît fi bien cet art, a-t-il négligé un moyen falutaire & abandonné un enfant qu'il pouvait fauver ? fi le forceps était fi bien indiqué qu'on le prétend, pourquoi M. Levret, qu'on dit en être le reſtaurateur, & qui a rendu ſi fréquent ſon uſage, ne l'employa-t-il pas dans le quatrième accouchement ? C'eſt qu'outre qu'il eſt d'une difficulté preſqu'inſurmontable d'appliquer cet inſtrument, lorſque la tête eſt au-deſſus du détroit ſupérieur, cette manœuvre ici eût été inutile, vu la diſproportion trop conſidérable de la tête & du baſſin ; car en n'admettant même que les proportions aſſignées par nos adverſaires, peut-on avec le forceps alonger la tête de manière à diminuer, ou de ſept lignes ou d'un pouce, un diamètre ſolide de trois pouces & demi ? Cette prétention n'eſt-elle pas ridicule : des raiſonnemens & des faits vont le prouver.

Chaque cuillère de forceps a au moins une ligne d'épaiſſeur ; l'application des deux branches ſur l'une & l'autre extrêmité du diamètre tranſverſe de la tête, en augmente donc l'épaiſſeur de deux lignes ; or je reconnaiſſais déjà douze lignes de diſproportion : il fallait donc pour que je me fuſſe déterminé à appliquer le forceps, afin d'amener l'enfant vivant, que j'euſſe compté diminuer de quatorze lignes un diamètre ſolide de trois pouces & demi, ſans que cette diminution pût mettre en danger la vie de l'enfant. Eſt-il un être raiſonnable qui n'accusât de barbarie une pareille prétention ?

prétention ? Si le forceps réussit, c'est plutôt par la force qu'il procure pour faire franchir la tête, que par la diminution qu'il en opère : je ne le crois utile que dans le cas où il n'y a qu'une, ou deux lignes de disproportion ; car dans le cas de trois lignes de disproportion de la tête, il faut qu'il opère une diminution de cinq lignes, vu qu'il en a lui-même deux d'épaisseur ; ce qui me paraît très-difficile.

M. Coutouli a réussi, dit-on ? Mais ce n'a pu être dans un cas semblable à celui de la femme Souchot. D'ailleurs ce n'est pas M. Coutouli qui a donné l'observation de la diminution du volume de la tête avec le forceps ; c'est un Dentiste qui l'a recueillie ; un Dentiste qui ne donne aucuns détails ; un Dentiste qui ne dit pas qu'elles étaient les dimensions du bassin & celles de la tête. Des faits obscurs & incertains peuvent-ils détruire une démonstration, que des faits clairs, constans & déterminés vont confirmer ?

En 1775, je fus appellé rue Zacharie pour secourir une femme en travail. C'était son quatrième accouchement : le bassin avait de devant en arrière trois pouces trois à quatre lignes d'ouverture. La tête du premier enfant, qui vivait encore, avait franchi le bassin ; celle des autres, ne l'ayant pu, on avait été forcé d'en diminuer le volume. Comme cette fois-ci la tête, après les douleurs les plus fortes, n'avançait point, & que la femme commençait à s'affaiblir, j'annonçai qu'il fallait employer les secours extrêmes qui dans les deux accouchemens précédens l'avaient conservée. J'exposai, qu'ayant tenté envain d'amener les pieds, je pensais que de nouveaux efforts fatigueraient en vain la mère : on ne voulut point commencer par appliquer le forceps ; on en revint à tenter de retourner l'enfant: après bien de peines, les pieds furent amenés, & lorsque le corps eut franchi, la tête restée sur le détroit supérieur opposa de nouveaux obstacles. On fit de grands efforts, on luxa les vertèbres. Je conseillai de diminuer le volume de la tête ; mais on choisit pour cet effet le forceps ; j'annonçai qu'il serait funeste : malgré mon avis on l'appliqua, & après l'emploi de forces excessives on fit franchir la tête : mais la femme périt immédiatement après son accouchement.

Or comment voudrait-on que chez la femme Souchot, où le bassin n'avait que deux pouces & demi d'ouverture au détroit supérieur, on eût pu faire passer l'enfant vivant avec le forceps, tandis que chez celle-ci, où il y avait plus de trois pouces un quart, l'emploi du forceps a été ſi funeſte & à la mère & à l'enfant.

Nous allons voir encore ce qu'a produit l'uſage de cet inſtrument dans une circonſtance à peu-près ſemblable à celle où nous avons pratiqué la ſection de la ſymphyſe. Le 15 Janvier 1778, une femme d'une petite ſtature, âgée de trente-neuf ans, groſſe du quatrième enfant, ſe rend pour accoucher dans un aſyle ouvert à l'indigence; dans les accouchemens précédens on avait ſauvé la mère aux dépens des enfans. On convint qu'il était impoſſible que celui-ci ſortit entier & vivant, à moins d'employer l'opération céſarienne; néanmoins on ſe propoſa d'aller chercher les pieds, qui n'étaient pas loin, puiſque les feſſes ſe préſentaient. Pluſieurs Elèves en Chirurgie, préſens à cet accouchement, ſentirent tout le danger d'une pareille manœuvre : les uns propoſèrent de conſerver la mère par les moyens précédemment employés; d'autres propoſèrent de réitérer la ſection de la ſymphyſe du pubis à laquelle notre ſuccès éclatant enhardiſſait. La routine aveugle rejette ces moyens ſalutaires; elle va ſans jugement chercher les pieds; elle fait pendant long-tems les attractions les plus violentes (*a*) : la tête ne peut

(*a*) C'eſt un grand abus en accouchemens que ces attrac-

franchir ; on tente le forceps, il devient inutile : mais plutôt que de diminuer le volume de la tête, on a recours à un crochet ; & trente-huit heures après cette opération, la malheureuſe mère expire. Si cette triſte ſcène n'a pas attendri le cœur de M. Lhéritier qui y était préſent, ſi elle ne l'a pas intéreſſé en faveur de notre opération qu'il a combattue malgré le ſuccès, nos démonſtrations ne doivent nullement prétendre à ſubjuguer ſon jugement.

Je n'aurais donc pu obtenir l'enfant de la femme Souchot vivant en l'amenant par les pieds ; je n'aurais pas mieux réuſſi avec le forceps, puiſqu'il a été funeſte & aux mères & aux enfans dans des circonſtances plus favorables ; il ne me reſtait conſéquemment de parti propre à les conſerver tous

---

tions violentes, elles peuvent cauſer hernie de vagin, inflammation de matrice & même la mort. Puiſqu'elles font périr l'enfant, ne vaut-il pas mieux employer des moyens propres à en diminuer le volume que de s'obſtiner à des efforts funeſtes à deux êtres. Cette pratique était celle des anciens. Elle offre à l'eſprit quelque choſe d'affligeant, mais elle conſerve toujours la mère. L'art des accouchemens n'exige pas beaucoup de forces, comme le croit le vulgaire, mais il demande une adreſſe qui ſoit dirigée par des principes.

deux que l'opération Césarienne ou la section du pubis ; mais dans le premier cas, la mère est le plus souvent en danger de perdre la vie ; & je ne voyais rien dans le second qui pût inspirer cette crainte.

Etablissons à présent le méchanisme par lequel avec deux pouces & demi d'écartement, la tête a dû franchir le bassin.

La tête de l'enfant est un ovale ou une ellipse qui a deux diamètres principaux : le grand va du menton à l'occiput ; il a depuis quatre pouces & un quart jusqu'à six pouces : l'autre qu'on appelle diamètre du ventre de l'ellipse, va d'une tubérosité pariétale à l'autre, & selon que l'enfant est plus ou moins gros, il a depuis trois pouces un quart jusqu'à quatre pouces.

Le grand diamètre de la tête se place toujours sur un diamètre oblique du bassin qu'on mesure de l'aine droite ou gauche à la symphyse sacro-iliaque postérieure opposée. Le diamètre oblique du bassin est presque toujours assez étendu pour livrer passage au grand diamètre de la tête, parce que ce grand diamètre, qui va du menton à l'occiput, s'avance d'une manière oblique qui approche presque de la perpendiculaire. Mais le diamètre transverse de la tête, qui répond à celui de devant en arrière de l'ouverture supérieure du bassin, ne passe point comme le grand diamètre. Il eſt vrai qu'une boſſe pariétale deſcend avant l'autre & un peu ſur le côté du ſacrum, de telle ſorte qu'un baſſin qui dans ſon diamètre de devant en arrière a une à deux lignes de moins que le diamètre tranſverſe de la tête, peut livrer paſſage au moyen de ce méchaniſme : mais ſi le diamètre antérieur du détroit ſupérieur du baſſin eſt diſproportionné de plus d'une ligne, & ſi cette diſproportion eſt encore augmentée par l'épaiſſeur de la matrice, alors le diamètre tranſverſe de la tête ne peut franchir. Or le diamétre tranſverſe de la tête de l'enfant de la femme Souchot avait trois pouces & demi, donc il était impoſſible qu'il pût traverſer naturellement le diamétre antérieur d'un baſſin qui n'avait que deux pouces & demi.

Si le baſſin ne ſe fût ouvert en devant que d'un pouce, ainſi que l'annonçait M. Sigault, il ne ſe fût engrainé qu'une petite portion de la tubéroſité pariétale, ce qui n'eût pas opéré plus de trois lignes de diminution du diamètre tranſverſe; il fût donc toujours reſté huit à neuf lignes de diſproportion, & dès-lors l'opération aurait été inutile : mais au moyen de ce que le baſſin s'eſt ouvert en devant de deux pouces & demi, il s'eſt engrainé dans cette ouverture deux pouces & demi d'étendue du ventre de l'ellipse, c'est-à-dire d'un pariétal, ce qui a pu procurer une diminution suffisante du diamètre transverse de la tête.

La disproportion de la tête avec le bassin disparaît, non-seulement à raison de l'étendue du pariétal qui s'engraine dans l'écartement, mais encore à raison de la divergence des pubis, qui se portent d'autant plus en devant qu'ils sont plus éloignés les uns des autres après la section de la symphyse. A un pouce d'ouverture, les pubis divergent en devant de deux lignes. A deux pouces, d'après les observations de M. Lauverjat, ils divergent de cinq: A deux pouces & demi, ils se portent en devant de huit lignes: en sorte que sur la femme Souchot, où j'ai eu deux pouces & demi d'écartement, j'ai dû avoir huit lignes de divergence des pubis : quand je n'en établirais que six, j'ai donc fait disparaître, par cette divergence, six lignes au moins de disproportion; mais j'ai engrainé assez de la bosse pariétale pour faire disparaître plus que les six autres lignes du diamètre transverse de la tête : ajoutez encore que j'ai fait avancer une bosse pariétale avant l'autre, ce qui a dû faire encore disparaître au moins une ligne; ensorte donc qu'avec l'écartement que j'ai obtenu, joint à la divergence des pubis qui en a été la suite; & avec la position que j'ai donné à la tête, j'ai dû avec facilité lui faire franchir le détroit supérieur; & c'est effectivement ce qui est arrivé, & ce à quoi je m'attendais, d'après mes expériences & mes réflexions.

D'après cette divergence des pubis, d'autant plus considérable qu'on les a plus écartés & d'après l'engrainure d'un pariétal dans le lieu de la section, on peut assurer que sur un bassin qui n'aurait que deux pouces de diamétre antérieur au détroit supérieur, on pourrait avec l'écartement de deux pouces trois quarts, ou de trois pouces, faire franchir la tête de l'enfant; car dans le cas de trois pouces d'écartement, les pubis divergeraient en devant d'un pouce au moins; dès-lors le bassin aurait trois pouces d'ouverture, & dans l'écartement on engrainerait assez de l'ovale pour faire disparaître huit à dix lignes de disproportion. Dans la supposition donc de deux pouces de diamètre au détroit supérieur du bassin, une tête, même volumineuse, pourrait franchir avec deux pouces trois quarts à trois pouces d'écartement au pubis. On m'opposera la déchirure des ligamens: je répondrai bientôt à cette objection.

Si le bassin n'a que vingt lignes d'ouverture de devant en arrière au détroit supérieur, d'après ce que nous venons de dire, l'opération ne serait profitable qu'autant qu'on aurait plus de trois pouces d'écartement. Il n'y aurait peut-être en ce cas d'autre reſſource, pour obtenir l'enfant vivant, que de pratiquer l'opération Céſarienne, & pour aſſurer la vie de la mère, que de faire un triſte ſacrifice. Heureuſement cette dimenſion eſt imaginaire, & je ne connais point d'obſervations qui en ait jamais préſenté la réalité.

A deux pouces & demi d'ouverture, dimenſion qui ſe rencontrait chez la femme Souchot, la ſection au pubis, eſt la ſeule reſſource pour aſſurer & la vie de la mère & celle de l'enfant.

A trois pouces l'opération eſt très-bien indiquée; mais on ménagera l'écartement ſelon que la tête ſera plus ou moins volumineuſe.

A trois pouces un quart, je crois que le forceps ſera le plus ſouvent inutile, ſur-tout ſi la tête eſt forte; jen vais donner un exemple.

M. Péan, maître en Chirurgie, & de préſent accoucheur de la Reine de Naples, ayant été un jour appellé par pluſieurs de ſes confrères auprès d'une femme en travail, il leur aſſura après l'avoir touchée que le forceps ne pourrait extraire la tête & que l'application en ſerait funeſte à la mère & à l'enfant, d'où il concluait qu'il fallait pratiquer l'opération Céſarienne, ou ſe réſoudre à faire le ſacrifice de l'enfant. On ne l'écouta point, & la femme périt victime des efforts violens qu'on employa avec le forceps sans avoir pu la délivrer. Après sa mort, on fit l'opération Césarienne. M. Péan se procura le bassin, qui m'est parvenu par son fils : ce bassin n'a au détroit supérieur que trois pouces un quart de diamètre de devant en arrière. Notre opération était, comme on le voit, le seul moyen, dans ce cas, comme dans les deux autres ci-dessus rapportés, d'assurer à-la-fois la vie de la mère & celle de l'enfant.

Ces désastres & une foule d'autres prouvent que l'art des accouchemens a été bien souvent un art destructeur, mais sur-tout depuis l'invention du forceps. En effet cet instrument qui devait multiplier la vie, a, par abus, & par défaut de principes multiplié la mort; il est devenu d'autant plus homicide qu'il semblait moins fait pour l'être. Avec cet instrument les accoucheurs, qui n'avaient pas des principes fondés sur les dimensions & les proportions, ont fait tranquillement des fautes bien graves. J'ai apperçu la cause de ces dévastations; j'ai cru devoir publier ces tristes vérités; j'en ai eu le courage. Bien différent de ce prétendu Philosophe, qui osait penser & dire que s'il avait toutes les vérités renfermées en sa main, il ne l'ouvrirait pas pour en donner une seule aux humains; aux dépens de mon repos, de ma santé, j'ai développé des abus ſi funeſtes, & laiſſé entrevoir le remède. Mais revenons à notre objet. Dans les trois obſervations dont j'ai fait mention, les trois mêres euſſent été ſauvées d'après les principes des anciens, que quelques modernes accuſent de barbarie ; mais notre opération eût conſervé & les mères & les enfans.

A trois pouces & demi, je crois que ſi la tête eſt très-volumineuſe, il faudra pratiquer la ſection du pubis, ſi l'on veut conſerver les deux êtres: mais alors on commencera par tenter le forceps, qui dans ce cas pourra quelquefois réduire la diſproportion ; s'il ne le peut pas, il faudra employer la ſection, mais on n'aura beſoin alors que de très-peu d'écartement, un pouce pourra ſuffire.

D'après ce que je viens d'expoſer, on voit que depuis trois pouces un quart juſqu'à deux pouces, la ſection eſt parfaitement indiquée ; & qu'elle l'eſt bien moins au-delà de ces deux extrêmes : ce qu'il y a de conſolant pour les femmes, c'eſt que le cas de diſproportion entre le baſſin & la tête de l'enfant eſt très-rare, & d'autant plus rare encore, que la diſproportion eſt plus grande.

Enfin, on croyait parvenir à bannir complettement cette opération en ſe retranchant ſur les accidens. L'écartement, diſait-on, de deux pouces & demi, produit la déchirure des ligamens internes & postérieurs gauches du bassin; car sur un cadavre soumis à cette opération, la partie inférieure des ligamens s'est déchirée à deux pouces d'écartement. On imaginait enfin completter cette preuve, en disant que notre opérée avait senti de grandes douleurs à la symphyse postérieure gauche; enfin disait-on, la déchirure des ligamens, les douleurs qui en ont été la suite, les écoulemens produits par la section, & la fièvre, ont mis la femme en danger de sa vie, d'où l'on concluait qu'il fallait bannir cette opération plutôt que de s'amuser à la perfectionner.

Mais comment est prouvée cette déchirure? une foule de raisons ne s'élèvent-elles pas contre cette opinion? de ce qu'elle a été faite sur le cadavre, vingt-quatre heures après la mort, doit-on conclure qu'elle ait eu lieu sur le vivant? C'est pour que l'on n'eût pas ces résultats trompeurs, que je conseillais d'opérer sur un cadavre dont les articulations ne fussent pas refroidies. Comptera-t-on pour rien sur le vivant la chaleur & l'humidité naturelle? ne voit-on pas des luxations qui, sur le vivant, n'opèrent pas la déchirure des ligamens, & qui la produisent quelque-tems après la mort? dans celle de l'humérus, n'a-t-on pas vu la tête de cet os s'échapper de la cavité glénoïde & venir se porter juſque ſous la partie moyenne du grand pectoral ? n'a-t-on pas vu la tête du grand trocanteur s'échapper de la cavité cotiloïde ſans que le ligament qui la retient fût rompu, tandis qu'il eſt preſqu'impoſſible de produire le même allongement des ligamens vingt-quatre heures après la mort.

On aſſurait que ce déchirement imaginaire avait produit des ſuppurations dans tout le baſſin : je puis certifier que nous n'avons jamais eu d'autre ſuppuration que celle qu'a produit, en très-petite quantité, l'inciſion des tégumens.

Enfin le rétabliſſement de la femme Souchot, prouve que ſi cette déchirure a eu lieu, elle n'eſt pas dangereuſe. Eh pourquoi ! en ſuppoſant qu'elle fût arrivée, ne voudrait-on pas qu'il pût y avoir une réunion, comme il y en a eu une à la ſymphyſe du pubis après la ſection des ligamens ? Les membranes, les aponévroſes, les tendons, le périoſte ſe réuniſſent après qu'ils ont été coupés ou déchirés ; pourquoi n'en ferait-il pas de même des ligamens? La marche de la femme Souchot eſt aſſurée ; elle entreprend à pied des courſes longues & pénibles : cette déchirure, dont on fait tant de fracas, eſt donc ou imaginaire ou peu dangereuſe. Auſſi je ne balancerais pas à expoſer une femme mal conformée aux dangers curables de cette déchirure, plutôt qu'aux dangers presque toujours funestes de l'opération Césarienne.

Quelle a donc pu être la cause de ces douleurs? Il importe ici de se rappeller que la femme Souchot après sa première couche, a eu un engorgement laiteux du côté gauche depuis les reins jusqu'à la cavité cotiloïde; qu'elle en a souvent été incommodée au point de garder le lit; que cet engorgement s'est changé en un rhumatisme qui lui causait à chaque période de ses règles beaucoup de douleurs; il lui en avait produit de si violentes dans sa dernière grossesse, que souvent elle en avait versé des larmes: je ne dis pas cependant que les douleurs qui ont existé vers ces parties, aient été uniquement l'effet du rhumatisme; je sais que la femme s'est plaint de cette douleur immédiatement après son accouchement, surtout lorsqu'on écartait ses cuisses. Nous allons en déterminer la cause.

La méthode, que j'ai conseillée, de tenir les cuisses très-écartées pendant la section du pubis est dangereuse, & je la désaprouve aujourd'hui, parce qu'il se fait alors un débandement trop subit des pubis; c'est ce qui a dû beaucoup fatiguer les ligamens internes des symphyses postérieures: l'état maladif ordinaire de l'articulation du côté gauche a dû augmenter encore les douleurs, ou plutôt y dispoſer davantage. En outre, il m'a ſemblé qu'il y avait eu plus d'écartement de ce côté; & d'après les expériences faites, il paraît que c'eſt une diſpoſition naturelle. Et en effet lorſque j'ai été porter ma main ſur la face du côté gauche, il m'a paru que ma manœuvre a augmenté l'écartement.

Il ſuit de tous ces faits que la ſymphyſe ſacro-iliaque gauche a pu être fatiguée & contuſe; cette fatigue, cette contuſion a dû établir vers ces parties une ſenſibilité & un engorgement qui ont cauſé plus de douleurs que de coutume. De plus, le froid dont on ne pouvait garantir la malade, les humidités & autres circonſtances, ont dû concourir encore à entretenir, dans cette ſymphyſe poſtérieure, engorgement & ſenſibilité. Ajoutez qu'il y avait vers ces parties un afflux de ſéroſités laiteuſes d'autant plus conſidérable que le ſyſtême était plus affaibli.

Mais la nature ou l'art excitaient-ils une évacuation? elle ſoulageait & même diſſipait ces douleurs. C'eſt pourquoi je déſirais qu'on en vint à l'uſage des évacuans & des toniques. Les engorgemens des articulations, dont la ſiatique laiteuſe nous offre un exemple, ſe diſſipent ſouvent par l'uſage des lavemens plus ou moins purgatifs, joints à de doux réſolutifs & à des toniques. Auſſi dès qu'on eût employé ces moyens, on vit ces douleurs complettement diſparaître.

De ce que nous venons de dire, il ſuit que l'opération & la manière de la pratiquer ont effectivement donné chez la femme Souchot plus d'intenſité à des douleurs qui déjà exiſtaient naturellement; ces douleurs ont été moins l'effet de la déchirure des ligamens, que de la fatigue qu'a éprouvé la ſymphyſe poſtérieure gauche : ces douleurs tenaient en partie à l'état de la femme, en partie à la manière d'opérer, en partie au mauvais régime, & à d'autres cauſes encore que nous allons développer.

Mes antagoniſtes croyaient leur triomphe ſolidement établi ſur les écoulemens qui ſe ſont manifeſtés. « L'avantage de cette opération, me diſaient-» ils, eſt à vos propres yeux un problême, car enfin » vous avez été vous-même allarmé ». Je fus inquiet, il eſt vrai, tant que je ne connus pas la nature de cet écoulement, & pour la découvrir je commençai par obſerver ſcrupuleuſement ſes variations & tous les phénomènes qui l'accompagnaient. La ſanté de la femme avait-elle été altérée, ſoit par des chagrins, ſoit par des fautes dans le régime : la chûte du vagin était-elle plus remarquable : les ſeins étaient-ils flaſques, engrumelés : la ſymphyſe poſtérieure gauche

gauche plus douloureuſe? alors une humeur limpide coulait en grande abondance. La hernie s'appercevait-elle moins: les ſeins étaient-ils remplis de lait: les douleurs à la ſymphyſe poſtérieure étaient-elles preſques diſſipées : la femme urinait-elle pluſieurs fois le jour & à grande quantité? alors il n'y avait point d'écoulemens. J'ai conſtamment remarqué que des évacuations par les ſelles produites ou par l'art, ou par la nature, avaient conſtamment opéré ce bien-être.

Mais quelle était la cauſe de ces écoulemens ? quelle était leur nature? d'où venaient-ils? était-ce de l'urine ou une ſéroſité laiteuſe? c'eſt ce que j'ignorais dans le commencement; c'eſt ce qu'il m'importait de connaître pour y remédier.

M. Sigault ne doutait pas que ce ne fut de l'urine qui ſortait par la plaie qu'il croyait avoir faite au col de la veſſie. Il eſt vrai qu'en examinant ces parties, j'apperçus que l'extrêmité du canal de l'uréthre avait été inciſée, mais rien ne m'indiquait une ſection au col. Si elle avait eu lieu, aurait-on vu ces accidens paraître ou diſparaître ſelon la bonne ou mauvaiſe ſanté de cette femme? la veſſie à certains jours aurait-elle contenu beaucoup d'urine? ces remarques jointes à bien d'autres me firent juger autrement & du lieu inciſé & de la nature de l'écoulement.

D'après les expériences de M. Bucquet, il eſt conſtant que cet écoulement était de l'urine, mais cette urine avait un caractère particulier qui me faiſait douter de ſon origine.

J'avais annoncé dans mes Cours que cette opération ſerait peut-être ſuivie d'écoulemens qui nous éclaireraient ſur le méchaniſme de la ſécrétion des urines. Je ſoupçonnais & ſoupçonne encore que le tiſſu cellulaire qui entoure le col de la veſſie, concourt à cette ſécrétion (*a*). Ruiſch avait embraſſé cette opinion: j'y tenais un peu d'après des obſervations & des réflexions ſur le caractère particulier de

(*a*) L'urine eſt une des humeurs les plus abondantes du corps humain : on en diſtingue de trois eſpèces qui ont peut-être trois origines différentes. La première qu'on appelle l'urine de la boiſſon, s'évacue peu de tems après avoir bu de l'eau, ſur-tout ſi cette eau a été rendue diurétique par quelques ſels : cette urine eſt tenüe limpide & ſans odeur. La deuxième, s'appelle l'urine du chyle : elle ſort environ trois heures après qu'on a pris des alimens : celle-ci eſt un peu trouble jaunâtre, elle retient quelquefois l'odeur & la couleur des alimens. Ceux qui ont mangé des aſperges, rendent alors des urines très-fétides : les bettes-rouges la colorent un peu: cela arrive ſurtout aux gens faibles, délicats, hypocondriaques, leſquels rendent alors des urines ſi crues que par leur odeur elles indiquent les viandes & les bouillons dont ils ſe ſont nourris. La troiſième eſpèce d'urine eſt celle qu'on appelle urine du ſang, celle-ci ne ſort

cette urine, sur son goût, sur l'abondance de l'écoulement lorsque la mere allaitait son enfant, ou lorsqu'elle avait du chagrin, sur l'affaissement des seins dans cette dernière circonstance, & sur l'avantage des évacuations pour détourner cet afflux séreux. Ajoutez encore que l'extrêmité du canal de l'uréthre ayant été coupée, les écoulemens semblaient venir du fond d'un sinus, ce qui m'empêchait de déterminer s'ils sortaient du canal même, ou du tissu cellulaire qui l'environne: peut-être que si j'eusse introduit une sonde creuse dans la vessie, j'aurais éclairci plutôt ces doutes & porté quelque jour sur une des manières dont se fait cette sécrétion: je dis une des manières, car il est probable que la nature féconde en moyens en a plusieurs pour cette fonction importante. Je communiquai ces idées à quelques savans, pour obtenir d'eux une solution satisfaisante. Je demandai à M. Desault s'il avait apperçu cet écoulement dans les animaux qu'il avait soumis à cette opération, il me dit ne l'avoir pas observé; mais il m'assura que tous avaient été guéris: néanmoins que quelques-uns avaient paru

---

que plus de six heures après le repas, elle est plus colorée, & moins transparente. On ne peut expliquer la prompte & rapide sécrétion de la première urine, & quelques autres phénomènes de cette fonction qu'en y faisant concourir le tissu cellulaire.

malades. Cet écoulement qui devait être peu considérable sur des chiens, a peut-être échappé, me disai-je, aux yeux de cet habile Anatomiste qui ne s'occupait que de l'écartement & de la réunion.

Un jour que j'avais attentivement examiné la malade, après lui avoir fait un grand nombre de questions, sa sœur, qui était présente, sortit avec moi, & me dit « je suis peu alarmée, M., de cet écoulement d'urine, parce que ma sœur depuis son enfance jusqu'à sa puberté, a été sujette à des incontinences : elles se sont renouvellées depuis l'incommodité qui a suivi sa troisième couche; je vous assure que dans sa quatrième grossesse, où elle s'était retirée chez moi, elle rendait involontairement une assez grande quantité d'urine toutes les fois qu'elle avait quelque chagrin. En conséquence je ne suis pas étonnée que ces écoulemens reparaissent ici surtout dans les mêmes circonstances. »

D'après cet exposé & une foule de réflexions, il me parut plus naturel d'attribuer la cause de cet écoulement à un relâchemeut du muscle qui resserre l'orifice de la vessie.

Les muscles constricteurs, qu'on appelle des sphincters, ne sont pas toujours resserrés au même degré; ils tombent dans le relâchement à certains jours, dans certaines circonstances : or, différentes causes produisaient ici le relâchement, & il était plus sensible vers l'orifice de la vessie : nous allons en développer le méchanisme.

Le sphincter de la vessie a été relâché d'abord par l'opération même ; car le col de cet organe a dû être détaché du pubis par la rupture & du tissu cellulaire & du ligament qui l'y retient : les nerfs qui se rendent à l'extrêmité du canal de l'urine, lesquels communiquent à ceux du sphincter, ayant été coupés, le relâchement a dû s'accroître encore. Lorsqu'une hernie de vagin est considérable, elle produit incontinence, parce qu'elle entraîne la partie postérieure de la vessie & laisse l'orifice béant : c'est ici sur-tout que ce méchanisme a eu lieu : un afflux de sérosité qui se portait vers cette partie, rendait ici cette incommodité plus sensible : elle l'était davantage en effet, losque les écoulemens subsistaient. Cet afflux de sérosité est prouvé par ce qu'on observait : les seins alors étaient flasques, engrumelés, & il y avait vers tout le bassin un engorgement qui se manifestait par des douleurs & des écoulemens, que des évacuations naturelles ou produites par art dissipaient, au point d'annoncer une santé prochaine. Le relâchement, la fluxion & l'engorgement, ont donc donné lieu aux accidens qui ont tant allarmé.

Il est encore probable que l'opiniâtreté de la mère à

continuer l'allaitement de ſon enfant, a beaucoup concouru, avec le mauvais régime, à donner plus d'intenſité aux douleurs, aux écoulemens & à la fièvre.

En conſentant que la femme nourrît, notre deſſein était de détourner, lors de la fièvre de lait, un afflux de séroſités, qui ſe ſerait porté vers ces parties; mais je demandais qu'après quelques jours on ſépara l'enfant de ſa mère, & voici mes raiſons:

1°. La nature occupée chez une nourrice à former l'aliment qui ſe porte aux ſeins, veille moins à la guériſon des parties léſées de la mère; car on obſerve que dans les fractures qui ſont arrivées aux femmes qui allaitent, le cal ſe forme difficilement & très-tard; ſans doute, parce que la plus grande partie de la matière mutritive qui ſe porte aux ſeins ſe combine principalement pour former le lait.

2°. Une femme qui nourrit, eſt ſuſceptible des plus légères impreſſions. Les obſervations du célébre Roſen, viennent à l'appui de cette opinion. Nous obſervions que le plus léger chagrin portait ſur la femme Souchot une influence très-remarquable ainſi que ſur ſon enfant: il me ſemblait qu'il fallait s'oppoſer à l'excès de ſa ſenſibilité, & pour cet effet, adminiſtrer des remèdes qui auraient pu entraîner le lait, & ſéparer l'enfant de ſa mère.

3°. Il y a chez les femmes qui nourrissent, une alternative d'engorgement & de dégorgement vers les seins & vers le bassin; leur correspondance est connue: voici mes observations. Lorsqu'une femme en couche a entrepris d'allaiter, les lochies ne coulent jamais avec plus d'abondance que lorsque l'enfant est au sein. L'explication de ce phénomène m'entraînerait trop loin: j'y reviendrai dans un Ouvrage, dont je m'occupe, sur les maladies à la suite des couches. Lorsque la femme Souchot allaitait, les écoulemens alors étaient abondans. Je crois que cette alternative d'engorgement & de dégorgement a différé son rétablissement.

4°. Enfin, la manière dont cette femme nourrissait, ne pouvait que nuire & à elle & à son enfant. Les bouts de seins étaient sensibles, & le gauche ne pouvait se former; c'est pourquoi elle remettait souvent à les donner à son enfant. La douleur qu'elle ressentait à la symphyse postérieure gauche, lorsqu'elle faisait le moindre mouvement, lui faisait différer encore d'allaiter; aussi était-on obligé, au moyen d'un syphon d'évacuer son lait qui, trop long-tems retenu dans les seins, dégénérait & était en partie resorbé dans tout le corps. De cette resorbption, il résultait un engorgement, une pléthore de sérosités laiteuses, dont la présence ſe manifeſtait davantage vers les parties affaiblies : la ſécrétion les changeait en urine ; auſſi voyait-on alternativement les ſeins gorgés de lait & peu d'écoulement, ou les ſeins flaſques, engremelés & alors beaucoup de féroſités.

Si l'allaitement était nuiſible par lui-même, il l'a été bien davantage par la manière dont s'en eſt acquité la mère. L'enfant a été expoſé à perdre la vie. Le lait retenu dans les ſeins eſt devenu âcre, devenu plus âcre encore & par la fièvre & par de mauvaiſes digeſtions, produiſait plutôt ſon dépériſſement que ſon accroiſſement ; auſſi avait-il un dévoiement de matière verdâtre, lequel eſt toujours de funeſte augure ; ſes feſſes étaient petites, rouges, excoriées ; ſes lèvres gercées, couvertes de petites croûtes ; je le voyais avec douleur expirant, lorſque la mère conſentit enfin à s'en ſéparer : avec les ſoins d'une bonne nourrice, il eſt revenu de cet état déplorable, dont il ne lui reſte à préſent aucune trace.

Des partiſans aveugles de notre opération, ont oſé avancer que la femme Souchot n'a jamais eu de fièvre ; qu'elle n'a jamais couru aucun danger. Etait-il poſſible que la pléthore d'un lait dégénéré ; que de mauvais ſucs produits par des indigeſtions fréquentes ; que beaucoup de ſenſibilité, de débilité; que des épuiſemens même , ne produiſiſſent pas la fièvre chez un ſujet cacochime ? J'oſe aſſurer qu'il y en avait ſouvent, ſur-tout le ſoir. Pluſieurs de mes confrères en ont jugé comme moi ; par les friſſons dans le dos & dans les ſeins ; par la ſécheresſe de la peau ; par l'accélération du poulx ; par l'interruption des ſécrétions & de l'écoulement. Lorſque j'appercevais cet état le ſoir, j'annonçais que ſur le matin la fièvre tomberait & qu'alors les écoulemens ſeraient abondans : l'événement a toujours juſtifié mon pronoſtic. Cette fièvre me paraiſſait dépendre de la faibleſſe & non de l'énergie des forces vitales. Il ſe manifeſtait ici beaucoup de ſenſibilité, d'irritabilité, de mobilité ; un engorgement local, & quelquefois univerſel : je ne voyais pas de meilleur moyen pour détruire cet état fâcheux, que l'uſage des évacuans, des toniques & des emplaſtiques réſolutifs : auſſi dès qu'ils ont été employés, tous les accidens ont diminué ; & à meſure que la femme s'eſt fortifiée, ils ſe ſont évanouis.

Il eſt probable qu'il ne ſe rencontrera jamais, ni un ſujet auſſi diſpoſé à tant d'événemens fâcheux, ni tant de circonſtances propres à les manifeſter ; que quand même on les verrait reparaître, on les diſſiperait bientôt par une meilleure diette & par l'usage des remedes convenables.

Ces accidens, qui sont aujourd'hui dissipés, & qui pouvaient l'être plutôt, loin d'infirmer l'opération, sont donc au contraire son triomphe; car si malgré une foule de contrariétés; si malgré des accidens étrangers & funestes en eux-mêmes, cette tentative a obtenu un succès aussi complet, que ne doit-on pas espérer dans la suite, lorsque de nouvelles réflexions l'auront perfectionnée? Cette observation en vaut à elle seule un grand nombre; & les fautes même qu'on a pu faire seront utiles, parce qu'on songera à les éviter. La femme Souchot marche, va très-loin; elle n'a plus de douleurs dans la symphyse postérieure gauche; les écoulemens sont presque disparus. Cette guérison établie, malgré une foule d'obstacles & de contrariétés, prouve donc que cette opération méritait un accueil favorable; qu'elle doit être regardée comme une découverte intéressante, propre à conserver une mère & un enfant dans une circonstance malheureuse, où la nature avait condamné l'un des deux à périr. C'est donc ici que vraiment l'art est venu diriger heureusement la nature; & lui donner un moyen certain de conservation qu'elle ne pouvait produire elle-même.

Après avoir prouvé l'utilité de la section de la

ſymphyſe du pubis, déterminé les cas où elle convient, indiquons enfin la manière de la pratiquer; mais avant de s'y réſoudre il faut commencer par déterminer quelle eſt l'étendue (*a*) du diamétre de devant en arrière de l'ouverture ſupérieure du baſſin, parce qu'en rapprochant de cette dimenſion celle qui eſt ordinaire au diamétre de la tête d'une boſſe pariétale à l'autre, on eſtimera la diſproportion & l'on jugera juſqu'à quel point la ſection de la ſymphyſe eſt indiquée.

(*a*) Dans l'ouvrage que je vais publier ſur les accouchemens, j'indiquerai pluſieurs manières de reconnaître les dimenſions préciſes du baſſin & de juger de celles de l'enfant: j'établirai, quelles ſont les poſitions différentes que peut prendre ſa tête pour franchir cette cavité; quelles ſont celles que la nature termine le mieux; d'après cela on ne confondra plus les cas où il y a défaut de poſition avec ceux où il y a défaut de proportion. Mais avec les meilleures poſitions, dimenſions & proportions, l'accouchement quelquefois ne peut ſe terminer; alors nous conſidérerons l'état de la matrice qui oppoſe obſtacle par ſon engorgement compliqué de ſpaſme ou d'inertie. D'après ces principes ſimples on ne confondra plus les cas où il faut les ſecours de la pharmacie avec ceux où les opérations de la chirurgie ſont indiqués. Quant au manuel de cet art, il conſiſtera, d'après une étude approfondie du méchaniſme de l'accouchement, à exécuter ce que tente la nature, ou à la remettre ſur la voie dont elle s'écarte. Les

C'eſt ici le lieu d'examiner encore ſi une femme, dont la ſtructure exige cette opération, doit pendant ſa groſſeſſe uſer de quelques remèdes préparatifs. Il me ſemble que ſi c'eſt à tort que l'on a rejetté le projet de la ſection du pubis, c'eſt également à tort qu'on a dédaigné d'employer, pendant la groſſeſſe d'une femme mal conformée, les remèdes que Pineau conſeillait, pour obtenir plus de ramolliſſement & d'écartement aux ſymphyſes. Il preſcrivait d'appliquer vers ces parties des cataplaſmes, des huiles, des mucilages & des demi-bains compoſés avec des plantes émollientes. M. Sigault dans ſa Thèſe, regarde ces moyens comme de nulle valeur ; il eſt trop ſage pour ne pas revenir contre un jugement ſi précipité. Une idée qui a un but utile ne doit jamais être négligée, à plus forte raiſon rejettée : ſouvent la méditation la développe

---

Elèves ſont étonnés lorſqu'on leur dit que ces idées très-ſimples n'ont point été chez la plupart des accoucheurs la baſe de leur art ; cependant il ſemble que ce ſoit les premieres qui aient dû ſe préſenter à l'eſprit humain. Dans preſque tous les livres qui ont traité de cet art, il y a une confuſion, un défaut de principes qui ont été bien funeſtes à l'humanité. J'ai oſé le dire, on m'a injurié, calomnié. Je me ſuis vengé en continuant d'enſeigner & de démontrer des principes ſimples, liés, enchaînés, & confirmés par l'obſervation.

& la conduit à une perfection inattendue. Telle a toujours été ma manière de voir : c'est cette manière qui m'a conduit à rendre & prouver utile le projet même de mon confrere.

Puisque l'opération réussit d'autant mieux qu'il y a plus de mobilité vers les symphyses, il importe donc de s'occuper des moyens propres à la produire. La nature pendant la grossesse, opère vers ces parties divers degrés de relâchement & de mobilité. Pourquoi ne pas la seconder par des remèdes auxquels sa disposition naturelle donnera alors plus d'effet ? ne voit-on pas les vapeurs des décoctions émollientes dirigées vers l'orifie de la matrice pendant l'accouchement, produire quelquefois un effet qui semble aller au-delà de ce que semble promettre une aussi faible cause. Au lieu donc de rejetter des moyens préparatoires, ne vaudrait-il pas mieux s'occuper à les perfectionner ?

Quant à l'appareil il est simple. L'instrument sera un scalpel à dos, convexe par le tranchant, légèrement mousse de la pointe, pour ne pas offenser la vessie & peu épais, parce qu'on coupe aisément alors le cartilage de la symphyse. Relativement à la plaie il ne faut que de la charpie longue & grattée pour arrêter la petite hémorragie, & un bandage de corps pour rapprocher les pièces du bassin après l'opération, & quelques résolutifs pour appliquer sur la partie postérieure du bassin.

La situation la plus convenable pour cette opération, c'est que la femme soit couchée sur le dos à une hauteur commode pour l'accoucheur. Les cuisses étant un peu écartées, & le pubis rasé, il introduira une sonde dans la vessie : nous en indiquerons l'usage : il fera abaisser la partie inférieure des tégumens & commencera leur incision à deux à trois lignes au-dessus du pubis & non plus haut, crainte d'une foule d'accidens très-graves. Il ne portera cette première incision que jusqu'au milieu de la symphyse. On pourrait employer une autre méthode pour couper les tégumens : ce serait de faire un pli à la peau & à droite & à gauche, & de couper au milieu : cette méthode coûte moins de peine au Chirurgien ; moins de douleur à la malade ; mais la tension considérable des tégumens du bas ventre rend ici cette méthode difficile.

Après cette première section on n'a presque pas de sang ; on découvre aisément le cartilage, & l'on peut l'inciser à son choix à gauche, à droite ou au milieu.

En coupant au milieu du cartilage, on divise le ligament suspenseur de la vessie, & lors de l'écartement nécessaire on le déchire ; ce qui peut occaſionner incontinence d'urine ; car il y en a qu'on ne peut attribuer qu'au déchirement ou au relâchement des ligamens de ce viſcère : j'ai été conſulté pour une Demoiſelle de dix-neuf ans, ſujette depuis dix à cette ſeule indiſpoſition pour avoir ſauté de très-haut. D'après cela il paraît qu'on doit abandonner le projet de faire la ſection au milieu du cartilage.

En inciſant ſur l'un ou l'autre côté, on a pluſieurs avantages; on conſerve une portion du ligament ſuſpenſeur de la veſſie, & comme il eſt rare que dans ce cas on n'entame pas un peu l'os, il en réſulte une végétation qui concourt peut-être à l'agglutination & à la réunion. Chez la femme Souchot l'inciſion ayant attaqué le pubis gauche, cet os a végété : il eſt devenu plus épais & a débordé en tout ſens, ſurtout du haut & du bas, le pubis droit. M. Deſault avait obſervé la même choſe ſur les animaux ſoumis à ſes expériences.

Mais de quel côté de la ſymphyſe doit-on inciſer ? avant de réſoudre cette queſtion, établiſſons la poſition que doit avoir le diamétre tranſverſe de la tête ſur l'ouverture ſupérieure du baſſin. Une tubéroſité pariétale doit ſe porter vers l'extrêmité antérieure du pubis & non au milieu de la ſymphyſe, & l'autre tubéroſité vers la partie latérale du ſacrum du côté oppoſé : ainſi lorſque l'enfant s'avance, ou par le ſommet de la tête, ou par l'occiput tourné en devant & à droite, ou par les pieds, les talons tournés de même; alors une tubéroſité pariétale doit répondre au côté gauche de la ſymphyſe, & l'autre au côté droit du ſacrum: ſi dans ce cas on coupe la ſymphyſe plus à gauche, la tubéroſité pariétale antérieure correſpondra mieux à l'ouverture dans laquelle elle doit s'engraîner; mais ſi l'enfant s'avance par les talons, ou par l'occiput en devant & à gauche, alors la boſſe pariétale antérieure répondra au côté droit de la ſymphyſe; dans ce cas on pourra faire la ſection plus à droite qu'à gauche; d'où il ſuit qu'on doit inciſer ou à droite, ou à gauche, ſelon la poſition dans laquelle on ſe propoſe de faire ſortir l'enfant.

Il me ſemble qu'il y aura de l'avantage à amener l'enfant de manière qu'une tubéroſité pariétale réponde au côté gauche; parce que le pubis gauche ayant paru après la ſection s'écarter un peu plus que le droit, on aura plus d'ouverture de ce côté, & conſéquemment il ſera plus avantageux que la tubéroſité pariétale antérieure y ſoit naturellement dirigée; de plus, le col de la veſſie ayant un peu plus de penchant à ſe porter à droit, & le fond de cet organe s'y portant toujours davantage, la crainte de l'offenſer doit être encore ici une raiſon de préférence.

Revenons

Revenons à la manière de faire la section. Les tégumens étant coupés jusqu'au milieu du pubis, la partie supérieure du cartilage sera à découvert; alors on en commencera l'incision, qui n'est aucunement sensible; elle sera prolongée jusqu'au milieu de la symphyse, en observant de porter la sonde, que nous avons dit d'introduire dans le canal de l'urétre, du côté opposé à celui qu'on opère; on achevera ensuite de couper les tégumens, & l'on terminera la séparation du cartilage.

J'ai déjà indiqué la raison pour laquelle nous nous sommes déterminés à faire ainsi l'opération à deux temps. Comme c'est en incisant le haut du cartilage qu'on risque le plus d'attaquer la vessie, il importe de n'être pas gêné par le sang. D'après le succès de cette méthode, d'après la facilité & la promptitude avec laquelle nous l'avons mise en usage, elle me parait encore mériter la préférence.

Dès que la symphyse est séparée, les os pubis s'éloignent subitement, & d'autant plus que les cuisses sont plus écartées. Si l'écartement au pubis est tout-à-coup très-considérable; comme les symphyses postérieures font l'effet de charnières, les ligamens internes qui les recouvrent seront distendus trop subitement, d'où il pourrait résulter des accidens. Il est donc plus prudent de ne tenir les cuiſſes que médiocrement écartées pendant l'opération, & enſuite en les relevant, de ne les éloigner que par degrés, juſqu'à ce qu'on ait obtenu l'écartement dont on a beſoin pour terminer l'accouchement.

Quant à l'enfant, s'il ſe préſente par la tête, abandonnera-t-on ſa ſortie aux forces expulſives de la matrice? emploiera-t-on le forceps, ou ira-t-on le chercher par les pieds?

M. Sigault conſeille, dans ſa thèſe, de l'abandonner aux forces expulſives de la matrice; j'eſpère que les raiſons ſuivantes conduiront à une autre opinion. Après ſection, il y a une hémorragie artérielle; quelque petite qu'elle ſoit, doit-on en être tranquille ſpectateur? En maintenant, autant de tems qu'il ſerait néceſſaire l'ouverture faite par la ſection, pour le paſſage de l'enfant, ne cauſerait-on pas aux articulations poſtérieures des douleurs & des contuſions qui pourraient avoir des ſuites fâcheuſes? Les parties environnantes ne ſeroient-elles pas dans ce cas irritées & enflammées? Après une pareille opération, on ne doit donc pas confier à la nature l'expulſion de l'enfant.

Employera-t-on le forceps? Sous le point de vue qu'il peut diminuer un tant ſoit peu le volume de la tête, il préſente quelque avantage; mais la compreſſion qu'il fait devient ſouvent funeſte, & d'autant plus qu'elle a été plus forte : ajoutez qu'il eſt difficile, ſur-tout en ce cas, d'appliquer cet inſtrument au-deſſus du détroit ſupérieur ; & ſi après ſon application, les forces attractives ne ſont pas entièrement dirigées ſur les parties latérales du col de l'enfant, on riſquera de fatiguer, de luxer ſes vertèbres & de lui donner la mort. De plus ſi une cuilliere ne correſpond pas à l'ouverture de la ſymphyſe, on produira dans le baſſin des délabremens. Pourquoi donc employer dans ce cas une méthode qui expoſe la vie de l'enfant, lors qu'on n'a entrepris la ſection du pubis que pour le conſerver ? Il ne reſta donc d'autre parti à prendre pour terminer heureuſement cet accouchement que d'aller chercher les pieds.

Je ſais que la plûpart des Accoucheurs diſent que tout enfant qui vient par les pieds, eſt en riſque de perdre la vie, même ſur un baſſin bien conformé. Cette propoſition, fauſſe en elle-même, n'eſt vraie que pour les ignorans qui n'entendent par le méchaniſme de l'accouchement, dans cette poſition. Ceux qui ſavent que les forces attractives ne doivent jamais agir que ſur les parties latérales du corps de l'enfant, & qui connoiſſent le méchaniſme propre à faire paſſer aiſément ſa tête à travers le baſſin, emploient, ſans danger, des forces guidées par l'adreſſe, tandis que ceux qui agiſſent ſans principes, font ſouvent périr un enfant, ſans même avoir employé beaucoup d'efforts. D'après cela, on ne doit plus être étonné que des enfans, venans par les pieds, ſoient péris pour avoir été abandonnés à leur propre poids, tandis que d'autres ont ſurvêcu aux plus violentes attractions. J'ai amené un grand nombre d'enfans par les pieds, en préſence de mes Élèves, & je les ai obtenus vivans, dans des circonſtances où il ſembloit preſqu'impoſſible d'y parvenir. Ces ſuccès ſont dus aux principes d'après leſquels j'opère, & dont je fais la démonſtation, même en opérant.

Quant à la manière de faire franchir le baſſin à la tête, je l'ai indiquée en expoſant la manœuvre que j'ai employé pour accoucher la femme Souchot. On doit ici connaître le diamètre de devant en arrière du détroit ſupérieur du baſſin, l'étendue de l'ouverture faite par la ſection, & le volume de la tête de l'enfant; & d'après ces données, on peut calculer ſa ſortie, & aſſurer que l'événement ſera heureux.

L'accouchement étant terminé, les cuiſſes ſeront abbaiſées & rapprochées; les tégumens qui étaient fort diſtendus pendant la groſſeſſe, s'affaisseront & viendront recouvir la symphyse.

On adaptera une vessie au bout de la sonde qu'on aura laissée dans le canal, pour que la femme ne soit pas obligée de se remuer, lors qu'elle voudra rendre ses urines, & qu'elle ne reste pas dans des humidités funestes à sa santé, & afin que s'il y a eu section au corps, au col de la vessie, la cicatrice se fasse promptement & sans obstacle de la part de l'urine.

On tiendra les os du bassin assujettis par un bandage de corps derrière lequel on attachera deux rubans, qu'on passera sous les cuisses, pour les arrêter en devant.

Quant au pansement, de la charpie séche ou imbibée d'eau-de-vie battue avec le blanc d'œuf & des ambrocations résolutives vers les symphyses postérieures, suffiront.

L'Accouchée nourrira pendant huit ou neuf jours son enfant, pour empêcher une surcharge de lait vers les parties inférieures; après ce temps, elle s'en séparera & prendra les évacuans, les toniques, & autres remèdes selon l'indication.

On fera ensorte que les parties opérées soient dans la plus grande immobilité possible, pour obtenir promptement la réunion.

Il a tout lieu de croire, qu'en agissant ainsi,

cette opération aura un ſuccès bien plus prompt que la première fois, & qu'on ne verra paraître aucun accident capable de donner la plus légère inquiétude.

Mais à l'inſtant où je termine cet Ouvrage, les efforts ſe raniment pour jetter de nouveaux doutes ſur le ſuccès de cette opération. Un nouveau courage me ramène au combat pour diſſiper les vaines terreurs que la timidité fait naître.

Dans un âge avancé, dit-on, il eſt à craindre qu'il ne s'établiſſe point de ramolliſſement aux ſymphyſes du baſſin.

Cette objection ſera bientôt diſſipée ſi l'on ſe rappelle ce que nous avons dit de la ſolution du principe ſolidifiant & nutritif pendant la groſſeſſe à quelque âge qu'elle arrive. J'ajouterai ici quelques réflexions ſur le méchaniſme par lequel les fluides abordent aux ſymphyſes & les gonflent. Pour en donner une idée, on rapporte les expériences ſuivantes.

Des coins de bois poreux pouſſés avec force dans des trous faits à la circonférence d'un rocher, ſe gonflent par l'humidité au point de détacher des maſſes énormes au grand étonnement de ceux même qui en connaiſſent la cauſe. L'économie animale, nous offre un exemple journalier de ce gonflement des ſymphyſes. L'homme eſt plus grand le matin à ſon lever, que le ſoir, parce que pendant le jour le poids du corps comprime les cartilages placés entre les vertèbres, & que pendant la nuit ces mêmes parties exemptes de compreſſion ſont gonflées par l'abord des fluides.

Mais ces exemples ne donnent point une juſte idée de ce qui ſe paſſe pendant la groſſeſſe vers les cartilages des ſymphyſes qui ſont gonflées alors par une autre cauſe : cette autre cauſe, c'eſt le principe végétant dont les forces incroyables ne peuvent ſe calculer. Le polype du nez, mol, pulpeux, déjette en végétant, les os du palais dont la jonction eſt la plus affermie de la charpente oſſeuſe. Qui calculera jamais la force d'une herbe tendre qui ſoulève une pierre très-peſante, pour ſe diriger vers le principe de la lumière. Connait-on par quels efforts les fluides gonflent, engorgent & développent la matrice après l'imprégnation. Nulle puiſſance inerte par elle-même ne peut dans la nature produire le développement des fibres de ce viſcère. C'eſt donc le principe de la végétation, & dans notre économie c'eſt celui de la vie qui produit tous ces effets merveilleux. Ce principe pendant la groſſeſſe ſe dirige vers la matrice, la développe, & tuméfie les ſymphyſes. La rigidité produite ou par l'âge, ou par le tempérament, lui opposera rarement des digues ne peut assez fortes pour arrêter ses effets incompréhensibles. D'après ces réflexions, restera-t-il encore des doutes sur le ramollissement des symphyses du bassin, dans la plupart des accouchemens.

Les uns avouent l'écartement, mais se refusent à croire à la réunion ; ils disent, « l'exemple de la » femme Souchot ne détruit point des observations » qui prouvent que quelquefois après la rupture » naturelle de la symphyse du pubis, il n'y a pas » eu de réunion. «

Je consens à supposer pour un instant (ce qui n'arrivera jamais) que cette réunion ne se fasse pas, ce ne serait pas une raison pour rejetter notre opération : car plusieurs femmes non-seulement ont survécu à ce défaut de réunion, mais même elles ont vaqué à leurs affaires. M. Boileau, Elève du célèbre le Cat, & Chirurgien distingué, m'assure avoir vu à Saint-George près de Rouen, une femme qui, en accouchant dans un âge avancé avec les plus grandes douleurs, éprouva cet accident : quoique la réunion ne se fut pas faite, elle marchait mais avec une double claudication. Quelquefois les pubis chevauchaient ; forcée alors de s'arrêter, elle écartait les jambes & les cuisses, affrontait les deux pubis, faisait avec son poing une comprefſion vers ces parties & continuait ſa route. M. Boileau lui fit un bandage qui aſſujettiſſait les os du baſſin, & depuis elle n'éprouva plus d'accident en marchant.

M. Bodelocq, que j'ai cité dans le cours de cet Ouvrage, a vu une femme qui retenue depuis ſix mois ſur ſa chaiſe longue, à raiſon de la même incommodité, reprit au moyen d'un bandage ſes occupations accoutumées. Un bandage raſſure donc ſur les ſuites de cette incommodité qu'on guérit même ſans ce ſecours, ainſi que le prouve l'obſervation ſuivante.

Smélie, en ſon ſecond volume, rapporte qu'une femme qui accoucha à trente-ſix ans pour la première fois, éprouva cette luxation. Après qu'elle eût enduré pendant ſix mois de vives douleurs ſans y porter aucun remède, elle conſulta Smélie qui lui conſeilla les bains froids qui la guérirent. A chaque groſſeſſe elle reſſentait des douleurs vers la ſymphyſe, & ſur-tout dans le tems de l'accouchement.

Mais à quoi bon s'occuper de ces luxations naturelles qui n'ont aucune ſimilitude avec la ſéparation faite par la ſection. La luxation naturelle eſt ſouvent précédée & ſuivie d'engorgement, de fluxion de ſéroſités, qui ont une iſſue dans le cas de la ſection. La réunion après notre opération eſt donc aussi certaine que celle des fractures & des bords de toute autre plaie faite par incision.

Le ramollissement & la réunion au pubis bien prouvés, on m'opposait encore les accidens aux symphyses postérieures, & l'on me prouvait, d'après des observations, que l'écartement vers la symphyse sacro-iliaque droite ou gauche, a été suivi de la fièvre, du marasme & de la mort.

Un Paysan âgé de vingt-un an, chargeait un sac de bled de la pesanteur de trois cens cinquante : il avait les mains appuyées sur l'extrêmité d'une charrete & la tête sur les mains; celui qui recevait le sac le lui laissa tomber sur le dos du côté droit. Le jeune homme ressentit vers le sacrum une douleur sourde & continua de porter sur la voiture trois autres sacs de même poids. Il vaqua pendant quelques jours à ses occupations; mais la douleur, l'écoulement involontaire des urines & autres fâcheux symptômes s'étant manifestés, il appella un Chirurgien qui prit cet état pour une maladie inflammatoire, & le laissa périr faute des secours appropriés.

A l'ouverture du cadavre, on trouva un écartement à la symphyse sacro-iliaque droite ; l'expension membraneuse qui la recouvre, était enflammée, épaise & décolée à trois ou quatre lignes sur la ſacrum ; il y avait épanchement purulent dans le bas-ventre.

Un autre en ſoulevant un poids énorme, ſentit une violente douleur vers le ſacrum : pendant long-tems il n'y porta aucun remède & travailla comme à l'ordinaire ; cependant le mal s'étant accru, il conſulta des Médecins qui lui preſcrivirent des lavemens émolliens, des minoratifs, & des bouillons réſolutifs. Au moyen de ces remèdes, il continua pendant un an le cours de ſes occupations : laſſé de ce régime il ſe livra à des Empiriques ; auſſi-tôt la fièvre lente & la conſomption ſurvinrent, & en peu de tems le conduiſirent au tombeau. On trouva une exoſtoſe ſupurée dans la connexion de l'os des îles avec le ſacrum.

Le Docteur Baſſius, qui joignoit à Bâle la pratique de la Médecine à celle de la Chirurgie, rapporte, dans un recueil d'obſervations chirurgicales publiées en 1731, qu'un jeune homme de vingt ans d'une conſtitution molle, en tirant des armes, fit des mouvemens vifs ſur la partie inférieure du tronc, ce qui produiſit une divulſion d'un des os des îles avec le ſacrum (1), ce jeune homme ne

(1) Chez ce jeune homme la connexion des os était abreuvée de l'humeur ſéreuſe, delà vint que l'effort des muſcles ſuffit

pouvait ni se lever, ni rester assis. Bassius appellé le troisième jour, reconnut la nature & le siége du désordre; il fit frotter la partie affectée avec de l'esprit-de-vin qui tenait en dissolution partie égale de myrrhe, de mastic & de succin; il appliqua sur la région sacro-iliaque une emplâtre de diachilom gommé, malaxé avec l'huile fétide de corne de cerf, le malade par ces seuls remèdes fut guéri en cinq jours.

---

pour opérer l'écartement à la symphyse sacro-iliaque. Il n'est pas rare de voir survenir aux enfans l'allongement d'une jambe avec claudication, parce qu'il se porte à la cavité cotiloïde une si grande quantité de sérosités, que le ligament de l'articulation se relâche & que la tête du fémur sort jusqu'à certain point de sa cavité. Le même Bassius dit avoir observé le premier des luxations naturelles aux symphyses sacro-iliaques des enfans de constitution faible: il en rapporte des exemples tirés de sujets de trois, de quatre & de sept ans, qu'on avait forcé à marcher trop tôt. Dans mes recherches sur les habillemens des femmes & des enfans, j'ai parlé d'accidens semblables, & j'ai prouvé qu'ils causaient la difformité du bassin. Lorsque par quelque cause ou héréditaire, ou survenue, le sacrum des enfans a une certaine mobilité, si on les fait marcher trop tôt, ou porter des fardaux, le sacrum mal assujetti entre les deux symphyses se porte par sa base vers la partie antérieure du bassin, & rétrécit le diamètre antérieur du détroit supérieur au point de former souvent un obstacle invincible à l'accouchement.

Le ſujet de la première obſervation eſt mort victime d'un mauvais traitement, ainſi que l'avoue avec une candeur bien rare le Chirurgien qui rapporte ce fait, dans le deſſein qu'on évite dans la ſuite une pareille faute. Le ſujet de la ſeconde obſervation eut été infailliblement guéri, ſi de bonne heure on eût employé le repos & la méthode qui rétablit en cinq jours le malade de Baſſius : & même il parait n'avoir ſurvécu un an que par le moyen des lavemens, des minoratifs & des bouillons réſolutifs.

Mais ſi l'on a droit de ſe promettre une guériſon dans les cas les plus graves, quel ſuccès ne doit-on pas eſpérer, dans une circonſtance où la nature eſt toute diſpoſée à guérir ? car à la ſuite de l'accouchement le ramolliſſement des parties procurera la plus prompte réſolution.

Peut-on même établir une comparaiſon entre la luxation produite par un violent effort vers les ſymphyſes toutes rigides du baſſin, & l'allongement opéré par l'écartement gradué vers ces parties ramollies? Dans le premier cas, il y a contuſion, irritation vers des membranes & des ligamens très-tendus, dans le ſecond cas, ces mêmes parties gonflées & ramollies ſe prêtent à un certain dégré d'extenſion.

Les accidens aux ſymphyſes poſtérieures feront donc bien moins graves à la ſuite de notre opération, que dans d'autres cas ſemblables à ceux ci-deſſus rapportés ; & ſi dans les circonſtances les plus graves on peut guérir, ſi même on a guéri, doit-on tant redouter & objecter cet accident.

D'après ce que nous avons dit, il eſt évident que notre opération ſera très-ſouvent utile pour ſuppléer avantageuſement à l'opération céſarienne, mais même qu'elle ouvrira une nouvelle carrière ſur le traitement des maladies du baſſin, & ſur-tout des luxations qui peuvent arriver aux ſymphyſes dans différens tems de la vie, par différentes cauſes.

M. Louis obſerve avec raiſon que ces luxations des ſymphyſes poſtérieures ont été trop négligées. Après avoir rapporté les obſervations que je viens de citer, il dit : « les Chirurgiens en faiſant attention à ces ſortes d'accidens pourront dorénavant » y remédier, & donner des ſecours certains & » efficaces dans des cas, que par de fauſſes ſpéculations, on regardait comme incurables. Les » bienfaits de l'art s'étendront aux enfans, aux » hommes dans divers occaſions, & aux femmes » après des accouchemens laborieux ».

Ce Chirurgien ſavant termine ſes réflexions en indiquant le traitement curatif de ces ſortes de luxations ; il conſeille d'après Baſſius, des embrocations réſolutives, quelquefois des ſaignées répétées, le repos de la partie, & un appareil pour contenir les os du baſſin.

Il m'a paru que ces préceptes ne ſuffiſaient pas & qu'il eut été néceſſaire de détailler davantage une méthode curative. Le traitement médicinal des maladies des articulations eſt bien développé dans Hippocrate & Gallien, mais ce traitement depuis eux, a été trop négligé : on a perdu de vue leur doctrine ſur les fluxions aux articulations & leur méthode dérivative & révulſive pour les diſſiper.

Toutes les fois qu'il y aura depuis peu de tems une contuſion vers les ſymphyſes & qu'elle ſera accompagnée de douleur, la ſaignée ne pourra manquer d'être utile ; on la répétera plus ou moins ſuivant l'état du malade. Si quelques raiſons s'oppoſaient à ce que l'on la pratiquât, les ventouſes ſcarifiées dont les Anciens faiſaient avec raiſon beaucoup d'uſage, pourraient être ici fort utiles. La méthode réſolutive de Baſſius ſera miſe enſuite en uſage. Si le mal eſt ancien, on emploiera les emplaſtiques rubéfians, les véſicatoires ; enfin une méthode qui réſolve & évacue en même-tems les ſéroſités qui affluent de toutes les parties voiſines vers l'articulatiou lézée. Quand ces remèdes ne suffisaient pas, les Anciens employaient le seton & même le feu. On fera usage à l'intérieur des lavemens purgatifs & résolutifs. On secondera cette méthode dérivative & révulsive par l'usage intérieur des toniques, des évacuans & des diaphorétiques : telles étaient à-peu-près mes vues pour le traitement de la femme Souchot.

Les accideus vers les symphyses postérieures, ne doivent donc point effrayer parce qu'on peut aisément y porter remède, mais peut-être ces accidens ne se manifeste-tontils pas, même en produisant un écartement considérable ? car on peut observer que dans l'opération pratiquée sur la femme Souchot, la symphyse droite n'a éprouvé qu'une légère douleur, & seulement lorsqu'on écartait les cuisses après l'opération : peut-être que la symphyse gauche n'eût pas été affectée, si elle n'y eût été disposée par un état habituel de rhumatisme. Il ne s'est manifesté aucun accident aux symphyses postérieures des chiennes qui ont été soumises à cette section, & depuis qu'elle a été pratiquée sur la femme Souchot, on a réitéré plusieurs expériences sur des animaux imprègnés ; on a fait des efforts pour obtenir beaucoup d'écartement, on en a même obtenu un considérable, tous néanmoins se sont rétablis en peu de temr, & ceux qu'on a ouvert un mois

après

après l'opération, ont présenté les pubis parfaitement réunis, & les symphyses postérieures dans l'état le plus sain.

Enfin la section de la symphyse qui vient d'être réitérée, achevera sans doute de persuader tous les esprits, & de constater tous les avantages de cette découverte. M. Després, Chirurgien-Accoucheur à Saint-Paul de Léon en Bretagne, fut appellé dans le mois de Février dernier chez Anne Berou, femme d'un soldat Garde-Côte, qui depuis soixante heures était (1) dans les douleurs les plus vives de l'accouchement : ce Chirurgien reconnut qu'elle ne pouvait mettre au monde son enfant vivant autrement que par l'opération césarienne, ou par la section au pubis. Enhardi par notre succès publié dans tous les Journaux, il pratiqua la section au pubis, & par son moyen en peu de tems & sans causer beaucoup de douleur à la mere, il amena au monde un enfant mâle.

Voici quelques-uns des détails envoyés, par ce Chirurgien, au Doyen de notre Faculté, pour être communiqués dans la première de ses Assemblées. La lecture en a été faite dans celle du premier du mois d'Avril 1778.

Le bassin n'avait d'ouverture de devant en arrière

(1) Aux mains d'une Sage-Femme.

au détroit supérieur que dix-huit à vingt lignes. L'enfant présentait le bras & la tête. La femme fut déterminée par son Curé à se laisser opérer, après avoir reçu les secours spirituels. M. Després, pour faire l'opération, était seul en un lieu obscur, il était placé à côté de la femme qui était couchée en une espèce d'armoire dont elle n'a jamais voulu sortir. Pendant la section des tégumens elle fit un cri : sa mere accouru se jetta sur le bras du Chirurgien qui, malgré cet obstacle, acheva avec une rapidité étonnante la séparation du cartilage. Au moyen de l'écartement qui fut considérable, des forces utérines, & de l'attraction que l'Accoucheur fit du bras qui sortait, l'enfant franchit aisément le bassin : il était mort à raison de son séjour forcé sur le détroit supérieur (1). Après l'opération, l'Accou-

(1) Je crois que la mort de l'enfant est venue de ce qu'il a reçu trop long-temps après l'écoulement total des eaux de fortes contractions de la matrice ; car j'ai remarqué que dans cette circonstance l'enfant périt presque toujours en très-peu de temps. Sa tête fait ordinairement l'effet du tampon & s'oppose à la sortie de la totalité des eaux ; aussi lorsqu'on la soulève pendant le travail pour favoriser leur écoulement, il en résulte que si les contractions sont faibles, elles deviennent plus fortes, l'accouchement se termine plutôt, mais l'enfant en venant au monde est mort ou en asphixie, & s'il survit à

cheur appliqua un bandage de corps pour favoriser le rapprochement des pubis. Trois jours après il trouva sa malade assise auprès du feu, il la fit recoucher & la tint quinze jours dans son lit par prudence sans lui faire observer de diète. Il n'y a eu aucun accident. Elle a toujours bien retenu ses urines & ne les a rendues qu'à volonté. Un mois après elle a été à pied & sans appui à la messe à une lieue de sa maison, & a diné chez M. Després. Tous ces faits attestés par le Curé, les Chirurgiens & la Sage-Femme de l'endroit doivent lever tous les doutes sur le danger de l'opération & en assurer de plus en plus l'avantage.

La rigueur de la justice peut quelquefois se con-

---

cette manœuvre il devient plus sujet qu'un autre à des maladies qui dépendent d'engorgement vers la tête. Au contraire, lorsque les douleurs sont médiocres, l'enfant vit quoique les eaux soient écoulées depuis long-temps. Ces observations sont très-intéressantes pour la Physiologie & la pratique des Accouchemens.

Quant à la facilité avec laquelle l'enfant a franchi un bassin si étroit, elle a dépendu & de la circonstance de sa mort & de l'écartement à la symphyse. Il importe d'observer qu'après la mort de l'enfant dans la matrice, il se fait un affaissement de toutes ses parties & surtout du cerveau & des membranes, au moyen de quoi les os de la tête chevauchent & se moulent jusqu'à certain point à travers la filière du bassin.

cilier avec l'indulgence. Un Légiſlateur ſage a demandé à la Faculté ſi cette opération pratiquée ſur une femme bien conformée jetterait quelques lumières propres à éclairer pour les cas de mauvaiſe conformation.

Il me paraît qu'on ne doit pas balancer à prononcer affirmativement, que non-ſeulement cette opération jetterait du jour ſur l'écartement ſi néceſſaire dans les cas de mauvaiſe conformation, mais encore ſur les accidens qui pourraient arriver vers les ſymphyſes poſtérieures, lors de cette opération, & même dans d'autres circonſtances de la vie. Je ne ferais pas étonné que le plus grand écartement poſſible ne produiſit aucun accident: mais s'il en cauſait quelqu'un, une méthode curative bien dirigée y porterait aiſément remède. On éclaircirait donc à la fois deux parties bien intéreſſantes de la Chirurgie, les accouchemens & les luxations. Les femmes dès-lors ſeraient raſſurées ſur les dangers exagérés de notre opération, & l'humanité entière ſe livrerait ſans allarmes au plaiſir que lui doit inſpirer une ſemblable découverte.

Il ne reſte plus qu'à examiner ſi l'on peut réitérer pluſieurs fois cette opération ſur le même ſujet.

S'il était donné aux femmes mal conformées, de commander à ce penchant qui entraîne un sexe vers l'autre, il serait sans doute inutile d'agiter cette question; mais l'expérience ne le prouve que trop, les plus grands obstacles ne sont pas toujours des digues assez fortes pour arrêter la fougue des sens, & s'il est vrai que plus on résiste aux efforts de la nature, plus ils sont puissans, l'être que sa conformation vicieuse, met en cet état de guerre & qui succombe, est moins à blâmer qu'à plaindre.

Il faut une suite de faits & d'observations, pour établir d'une manière incontestable, que l'être qui a trouvé son salut & celui de sa progéniture, dans la section du pubis, pourra l'y retrouver encore. Mon but est de faire des épreuves sur des animaux, & lorsque je serai parvenu, par des expériences multipliées, à pouvoir assurer que la section du pubis pourra se réitérer en donnant le même écartement, je me ferai un devoir de publier mes observations.

Pour le moment, il me semble qu'en partant d'après des faits constans & connus, on peut assurer qu'il n'y a nul obstacle à la réitération; s'il y en avait quelqu'un, ce serait des concrétions vers les symphyses postérieures, lesquelles s'opposeraient à la mobilité; j'ai cherché à m'assurer de l'état de celles de la femme Souchot, & je n'ai remarqué nulle différence entre ce qu'elles sont & ce qu'elles étaient avant l'opération ; & même quoique la symphyse antérieure de deux pubis ait végété on retrouve encore, entre les deux, une ligne susceptible d'incision. Il y a lieu de croire que la réunion se fait toujours par une substance ligamenteuse, plutôt que par une matière calleuse : c'est ce que prouvent les expériences de M. de Sault ; mais quand même il y aurait concrétion, ces sortes de cartilages ne pourraient-ils pas se ramollir dans une nouvelle grossesse ? Tout paraît donc concourir à faire présumer qu'en réitérant la section de la symphyse, on obtiendra un écartement semblable au premier.

Terminons ici nos recherches, & finissons par en présenter un résumé succint. On a dû voir par quels dégrés l'esprit humain est parvenu à la pratique d'une opération aussi intéressante. La mobilité du pubis fut le premier & long-tems le seul objet qui fixa l'attention des Gens de l'Art. Ils se contentèrent d'en induire quelques résultats capables de faciliter le travail de l'accouchement : on entrevit ensuite la possibilité de la section, mais ce n'était qu'une idée, un projet. Ceux mêmes qui l'admettaient, doutaient de la possibilité de la réunion, & bien peu apprécièrent l'utilité de cette opération nouvelle. Notre ſiècle a vu annoncer que cette ſection donnait un écartement; alors l'utilité a commencé à ſe faire ſentir, mais on prouva que l'écartement annoncé était inſuffiſant. M. Camper ne détermina rien ſur cet objet; il s'attacha à la réunion, il en démontra la poſſibilité; cette vérité ne ſuffiſait pas encore, il falait plus d'écartement: des expériences heureuſes me conduiſirent à cette découverte; dès-lors l'utilité de la ſection fut démontrée. Une occaſion de pratiquer cette opération s'eſt préſentée: de concert avec M. Sigault, nous avons eu le courage de la tenter; le ſuccès a répondu à notre eſpoir.

Qu'il me ſoit permis de rendre ici un hommage public à la Faculté de Paris, dont je m'honore d'être un des Membres. Elle a été la première à exciter mes efforts, à couronner mes travaux. Un ſuffrage auſſi précieux pouvait ſeul me dédommager de tous les déſagrémens que des ennemis verſaient autour de moi. Depuis qu'ils ont vu le ſuccès de l'opération, ils ſe ſont retranchés à déprimer s'il était poſſible ma gloire & celle de mon illuſtre confrère M. Sigault, en ſoutenant que d'après l'état de la femme Souchot, cette opération n'était ni néceſſaire, ni indiſpenſable; cet ouvrage est ma réponse. C'est aux amis de toute découverte utile que j'expose mes idées, la manière dont j'ai vu & dont je vois. Je recevrai avec autant de reconnaissance que d'empressement leurs avis. Toute objection faite en vue d'éclaircir l'art, de le perfectionner, m'intérressera, & je me ferai un devoir de la résoudre. Je sais que la vérité ne se manifeste quelquefois que par le choc des opinions ; mais je sais aussi quelles armes un athléte généreux doit employer, & je rangerai toujours dans la classe des pirates quiconque n'ose pas combattre sous le pavillon de la décence & de l'honnêteté.

FIN.

A l'instant où je termine cet Ouvrage, M. Cambon, Chirurgien très-habile à Mons, écrit ici qu'il vient de pratiquer, avec le plus grand succès, la section au Pubis, sur une femme mal conformée, & qu'il a obtenu l'écartement desiré : il se propose de donner lui-même au Public le détail de son opération.

EXTRAIT d'une Lettre du Journal de Paris, du Mercredi 8 Octobre 1777.

*RÉPONSE de M. René Sigault, Docteur-Régent de la Faculté de Médecine de Paris, à M. Pr. de St L***.*

MONSIEUR,

SI vous eussiez eu la complaisance de me communiquer la lettre que vous avez fait insérer dans le N° 279 du Journal de Paris, au sujet de l'accouchement heureux que M. Alphonse le Roy & moi avons fait de la femme Souchot le premier de ce mois, je n'aurais pas manqué de vous observer que vous passez trop légérement sur le compte de mon coopérateur. Vous concevez qu'ayant à tenter une opération extrêmement délicate, neuve & inusitée, j'avais besoin d'un confrère éclairé, sectateur de mon opinion, habile lui-même dans la pratique des Accouchemens, capable enfin de me seconder autant par ses lumières que par sa dextérité. C'est, Monsieur, ce que j'ai trouvé, & j'ose le dire, au-delà de l'expression, dans M. Alphonse le Roy, mon très-habile confrère. Il en coûterait trop à ma reconnaissance de taire ici les obligations que je lui ai, & si le public daigne accueillir le succès de cette opération, vu son importance pour l'humanité, il voudra bien, & je l'en supplie savoir gré à M. Alphonse le Roy des soins qu'il y a donnés.

PROCÈS-VERBAL

De la ſection de la ſymphyſe du pubis, faite ſept heures après la mort de la nommée le Bel, âgée d'environ dix-huit ans, arrivée l'inſtant après ſon accouchement à terme.

Nous ſouſſignés, Docteurs en Médecine & Maîtres en Chirurgie, aſſemblés rue de la Licorne, maiſon d'un Tonnelier au quatrième ſur le derrière, le 13 Novembre 1777, vers les ſept heures du ſoir, où giſſait le cadavre d'une femme qu'on nous a dit être morte le même jour entre onze heures & midi, avons procédé à l'examen du cadavre de ladite femme, & nous nous ſommes aſſurés, 1°. que cette femme était morte peu de tems après être accouchée; 2°. que ſa mort était abſolue; 3°. d'après les certitudes de ſa mort, nous avons arrêté que, quoiqu'il n'y eut pas entre l'inſtant préſent & celui de ſa mort, l'intervale preſcrit par les loix, attendu l'utilité dont il peut être de faire la ſection de la ſymphyſe des pubis le plus près poſſible de la mort, nous avons tous penſé qu'on pouvait procéder à cette opération, en vertu toutefois de la même circonſpection qu'on apporterait dans une opération de cette nature faite ſur la femme vivante, après quoi nous y avons procédé. Le cadavre mis dans la ſituation où ſont les perſonnes qu'on taille au grand appareil, c'eſt-à-dire, dans un plan incliné & la ſection de la ſymphyſe faite avec ſoin, l'écartement naturel des os s'eſt trouvé de ſept lignes & demie à la partie ſupérieure, & environ ſept lignes à l'inférieure, enſuite on a fortement écarté les cuiſſes, & l'écartement eſt devenu de vingt lignes: c'eſt ce que les ſouſſignés certifient par les apposés au Procès-verbal avant de ſe ſéparer. Goubelly, D. M. P. du Bertrand, Perrhille, Baget, Babel, Allan, Didier, Bamps, D. M. Hoſtem, D. M. Smetr, D. M. Bodin, Jarroſoy, Foreſtier, Lauſtial.

Le lendemain 14 Novembre ſur les onze heures du matin, aſſiſté de MM. les Médecins & Chirurgiens ſouſſignés, M. Lauverjat a procédé à l'examen des parties diviſées qui ont fourni les réſultats ſuivans.

1°. Une inciſion aux tégumens qui s'étendait depuis la partie moyenne ſupérieure des muſcles pyramidaux, à la partie moyenne inférieure & latérale de la petite lèvre droite, à ce moyen la commiſſure ſupérieure des grandes lèvres n'a point été diviſée.

2°. Quinze lignes d'intervalles de la tubéroſité des pubis, à l'angle muſculaire.

3°. Les muſcles pyramidaux ſéparés.

4°. Le canal de l'uréthre, la veſſie & le vagin intacts.

5°. La branche droite du clitoris, le muſcle iſchio-caverneux droit coupé.

Première expérience, les pubis ayant été écartés de deux pouces.

L'écartement du ſacrum avec l'os des iſles gauche, deux lignes trois quarts à la partie moyenne & inférieure; la même ſymphyſe écartée de trois lignes & demie dans le détroit ſupérieur. Les ligamens qui joignent cette ſymphyſe ſeulement détendus ſupérieurement, & en devant inférieurement déchirés.

Les ligamens de la ſymphyſe ſacro-iliaque droite, diſtendus & non-déchirés, l'écartement moindre qu'au côté gauche.

Diamétres.

Le grand diamétre ou tranſverſal du baſſin mis à nud, cinq pouces & demi.

Le petit diamétre de la ſaillie du ſacrum au pubis droit, quatre pouces & demi : au pubis gauche, quatre pouces ſept lignes. Dans les efforts que l'on a fait pour écarter les pubis au-delà de deux pouces, l'angle ſupérieur de la plaie était très-tendu.

Deuxième expérience, les pubis en contact.

Diamètres.

De la ſaillie du ſacrum à la ſymphyſe des pubis, quatre pouces deux lignes.

Le diamètre tranſverſal, quatre pouces ſept lignes trois quarts.

Troiſième expèrience, les pubis écartés de deux pouces & demi.

L'écartement de la ſymphyſe ſacro-iliaque gauche au détroit ſupérieur, cinq lignes.

Les ligamens du côté droit très-diſtendus & prêts à ſe rompre.

Diamétres.

Les efforts ont été faits de devant en dehors pour imiter ceux de la tête de l'enfant dans ſa progreſſion.

De la ſaillie du ſacrum, au pubis droit, quatre pouces ſept lignes : au pubis gauche, quatre pouces neuf lignes & demie : le diamètre tranſverſal neuf pouces dix lignes & demie.

Quatrième expérience, les pubis à trois pouces d'écartement.

Les ligamens qui recouvrent les ſymphyſes déchirés, & l'on a introduit l'extrêmité du doigt index dans l'écartement de la ſymphyſe ſacro-iliaque gauche, avec la plus grande facilité.

Les cartilages de chaque pubis avaient dans le milieu deux lignes d'épaiſſeur.

La division a été faite en haut dans le milieu de l'épaisseur du cartilage gauche & s'est terminée inférieurement.

Goubelly, D. M. P. Pelletau, Coutouly, du Bertand, de Sault, Georget, d'Harnicourt, Didier de Louvoy, Babel, Allan, Ferary, D. M. de Padoue, Hostein, D. M. Bamps (1) D. M. Baget fils, Bodin, Cotreaux & Lauverjat.

DÉCRET

De la Faculté de Médecine de Paris, du 6 Décembre 1777.

LA Faculté de Médecine, dont les desirs les plus ardens & les travaux ont toujoûrs eu pour but de favoriser & d'augmenter les progrès de l'art de guérir, qui a toujours accueilli avec un empressement sincère, comblé d'éloges, & communiqué à tous les Savans, les inventions ou essais utiles, a unanimement arrêté, 1°. que le récit de ce qui avait été fait & arrêté le premier d'Octobre, le 3 Décembre de cette année, serait imprimé en latin, tel qu'il venait d'être lu, & en français: que le Mémoire que venait de lire M. Sigault, sur la section des os *pubis* qu'il avait pratiquée sur la femme Souchot, serait également imprimé, ainsi que le Rapport & le Jugement de MM. les

---

(1) Ce jeune homme est l'auteur d'une Dissertation latine qui porte pour titre : De la préférence qu'on doit donner à l'opération Césarienne sur la section du pubis. S'il se fut un peu moins hâté de donner au Public ce petit Opuscule, probablement il n'eut jamais vu le jour ; car il ne contient pas le quart des objections que nous offrons ici & que nous réfutons.

Commissaires, sur cette section, ses effets & sa guérison: que ces différentes piéces, imprimées au plutôt, au nom & aux frais de la Faculté, seraient non-seulement distribuées à tous ses Docteurs, aux Médecins régnicoles & étrangers, mais encore présentées au Monarque Bienfaisant qui nous gouverne, aux Princes, aux Ministres & Magistrats, afin que tout le monde soit instruit de la découverte de ce nouveau moyen de sauver des meres & leurs enfans.

2°. Que MM. Sigault & Alphonse le Roy, qui avaient déja si bien mérité de la Médecine & du Public, seraient priés de mettre la dernière main à leur bonne œuvre, & de communiquer & soumettre à l'examen de la Faculté, leurs observations sur cette opération, leurs vues pour la perfectionner, & leur jugement sur les états de la mere ou de l'enfant qui la rendent nécessaire: que tous les Savans seraient invités à faire connaître leurs travaux & les essais relatifs à cette opération.

3°. Qu'en même tems qu'elle ne peut refuser son admiration & donner assez d'éloges, au courage & à la magnanimité de la femme Souchot, elle regrette vivement de n'avoir pas les moyens de fournir à cette femme & à son enfant réduits à une cruelle indigence, une pension annuelle, qui puisse les aider à vivre; que cependant le Doyen sera chargé de leur délivrer une somme modique, pour subvenir, au moins, aux besoins pressans de la misère & de la faim: elle lui promet en outre ses services, ses bons offices, & même de porter aux pieds de notre Monarque Bienfaisant, ses respectueuses prières pour elle; & de solliciter auprès des Ministres & de tous les ordres des citoyens, une récompense pour cette femme forte, qui s'est dévouée à une opération nouvelle, & dont il n'y avait encore aucun exemple; qui par ce dévouement a fait naître dans le cœur des meres, aſſez malheureuſes pour être dans le même cas, la douce & légitime eſpérance d'échapper à la mort, & de jouir du plaiſir d'être meres; qui a conſervé la vie à nombre d'enfans que l'on pourra ſauver déſormais; qui, en un mot, a procuré un ſi grand avantage à tout le genre humain.

4°. Que la reconnaiſſance due à M. Sigault, qui a imaginé, ſoutenu & pratiqué cette opération, eſt d'autant plus grande, qu'il a rendu des ſervices plus importans en communiquant ce fruit de ſon génie, en le mettant à exécution, & par la généroſité avec laquelle il a fourni lui-même aux dépenſes; qu'il n'eſt point en ſon pouvoir de décerner au conſervateur des citoyens, une récompenſe digne de ce bienfait : qu'elle veut que ce Confrère recommandable jouiſſe dans ſon ſein, d'une diſtinction honorable, & que la génération préſente & les futures apprennent combien il eſt digne d'eſtime, combien il mérite d'éloges: en conſéquence, elle a ordonné que ſur le revers du jetton d'argent (du Doyen) on gravera l'inſcription ſuivante:

L'an 1768, M. Sigault (Docteur en Médecine de la Faculté de Paris) a inventé & propoſé la Section de la Symphyſe des os Pubis; *en 1777, il l'a pratiquée avec ſuccès.*

Elle a ordonné auſſi que cent de ces jettons ſeraient remis à M. Sigault.

Et comme M. Sigault a rendu publiquement à M. Alphonſe le Roy, notre confrère, le témoignage que, par ſes expériences, ſes travaux & ſes exhortations, il avait beaucoup contribué à lui faire entreprendre cette opération, à achever l'accouchement & à guérir la plaie; la Faculté a arrêté que l'inſcription ci-deſſus ſerait terminée par ces mots :

M. Alphonſe le Roy, Docteur en Médecine de la Faculté de Paris, l'a aidé.

& que cinquante de ces jettons ſeraient donnés à M. le Roy.

Telle a été la concluſion portée par moi J. C. DESESSARTZ, Doyen.

Et ſignée par les deux plus anciens de chaque Ordre : MM. HAZON, COCHU, DU HAUME, LEZURIER.

APPROBATION.

J'ai lu, par ordre de Monſeigneur le Garde des Sceaux, un manuſcrit intitulé : *Recherches hiſtoriques & pratiques ſur la ſection de la ſymphyſe du Pubis*, par M. Alphonſe le Roy, Docteur-Régent de la Faculté de Médecine de Paris ; je n'y ai rien trouvé qui puiſſe en empêcher l'impreſſion. A Paris, le 5 Avril 1778.

RAULIN.

ERRATA.

Page 10, *lig.* 11, *ſupprimez* Fernel, Dulaurens.

Page 62, *lig.* 12, trois pouces, *liſez*, deux pouces.

A PARIS, de l'Imprimerie de PH.-D. PIERRES, Imprimeur de la Société Royale de Médecine, 1778.

www.ingramcontent.com/pod-product-compliance
Ingram Content Group UK Ltd.
Pitfield, Milton Keynes, MK11 3LW, UK
UKHW021050260726
13994UKWH00002B/506

9 782329 489773